Petra Schwartz-Klapp
Thorsten Klapp

Das Trockene Auge ist heilbar

Meridiana Verlag

CIP-Einheitsaufnahme der Deutschen Bibliothek:

Schwartz-Klapp, Petra: Das trockene Auge ist heilbar /
Petra Schwartz-Klapp/Thorsten Klapp. - 1. Aufl.
- Keilhau : Meridiana-Verl., 1996
ISBN 3-9805029-0-2
NE: Klapp, Thorsten:

Wichtiger Hinweis:

Die Autoren haben große Sorgfalt darauf verwendet, daß alle Angaben dem derzeitigen Wissensstand entsprechen. Die Medizin unterliegt einem ständigen Wandel. Deshalb werden neue Erkenntnisse hinzukommen. Die Anwendung der beschriebenen Diagnosen und Therapien erfolgen ausschließlich auf eigene Gefahr.

1. Auflage April 1996

© 1996 by Meridiana Verlag
Albert-Gerst-Str. 7, 07407 Keilhau (bei Rudolstadt)
Tel.: 03672/431015, Fax: 03672/431016

Bildquellen: S. 16 u. 29 Augenklinik Marburg/I. Strempel.
Alle restlichen Fotos von den Verfassern.
Titelbild und Gestaltung: Thorsten Klapp

Druck: Satz + Druck Centrum Saalfeld
Gedruckt auf Recyclingpapier (100% Altpapier)

Alle Rechte vorbehalten.
Der Nachdruck ohne schriftliche Genehmigung des Verlages ist - auch auszugsweise - verboten.

Printed in Germany

ISBN 3-9805029-0-2

Unseren Eltern gewidmet

Inhalts-verzeichnis

Vorwort 8

1. Kapitel: Das Trockene Auge 14

Der Tränenfilm - Aufbau und Funktion 14
Symptome des Trockenen Auges 16
Patienten berichten 18
Das Trockene Auge - inzwischen eine „Volks-
   seuche" 21
Rätselraten um das Trockene Auge 22
Unheilbare Krankheit? 23

Verstärkende Faktoren 23
■   Warme Heizungsluft 23
■   Staub 24
■   Computerarbeit 24
■   Giftige Dämpfe 24
■   Ozon 25
■   „Psyche" 26

Beschwerden symptomatisch mildern 26

**2. Kapitel: Das Trockene Auge in der
   Augenarztpraxis** 28

Inhalt

Die Routine-Diagnosen 28
Die Routinebehandlungen 30
Patientenerfahrungen in Arztpraxen 32
Spezialistentum ist ungeeignet 35

3. Kapitel: Die Ursachen des Trockenen Auges 38

Lernen Sie Ihre Krankheit verstehen 38
Logik der Krankheit 40
Das Trockene Auge beginnt mit Versauerung und Immunschwäche 42

Wodurch versauert der Organismus? Was zerstört das Immunsystem? 43
- Falsche Ernährungsgewohnheiten 43
- Veränderte Nahrung 44
- Gifte in der Nahrung 45
- Gifte über die Haut 48
- Gifte über die Atemluft 49
- Gifte im Mund 51
    Beispiel 1: Amalgam 51
    Beispiel 2: Palladium-Kupfer 58
- Elektrosmog 59
- Medikamente 60
- „Psychische Vergiftung" 60

Wenn das Immunsystem geschädigt ist... 61
...halten gefährliche Schmarotzer Einzug 61

Pilze im Darm verursachen Nahrungsmittelallergien 63
Nahrungsmittelallergien lösen Trockenes Auge aus 63
Die Ursachenkette ist ein eisernes Naturgesetz ... 66
Die Ursachenkette des Trockenen Auges 71

4. Kapitel: Die Diagnose 72

Nahrungsmittelallergien und -unverträglichkeiten
 feststellen 73
- Eßtest/Provokationstest 73
- Ernährungsprotokoll 74
- Elektroakupunktur nach Dr. Voll 74
- Seli-Test 76

Pilz-Diagnose 77
- Elektroakupunktur nach Voll und Seli-Test .. 77
- Stuhluntersuchung 77

Diagnose der „Immunkiller" 79
- Elektroakupunktur nach Voll und Seli-Test .. 79
- Zahnpaß 79
- Innenraummessung 80
- Lebensstil kritisch „abklopfen" 80

5. Kapitel: Die Therapie 82

Allergene Nahrungsmittel meiden 82
Giftquellen ausschalten 85
- Innenraumbelastung 85
- Zahnsanierung 86
- Die richtigen Kronen und Brücken 88
- Amalgamersatz 89

Entgiftung des Körpers 91
- Nosodentherapie, EAV und Seli-Test 91
- Biochemische Homöopathie (Schüßler-Salze) .. 92
- Urintherapie 93
- Entgiftungsorgane stärken 94
- Fußreflexzonen-Therapie 94
- Ausgiebiges Schwitzen 94

Inhalt

- „Öl-Schlürfen" 95
- Heilerde 95
- Tips für die Amalgamausleitung 96

Den Stoffwechsel anregen 97
Beseitigung der geistig-seelischen Ursachen 97
- Positives Denken 97
- Harmonisches Umfeld 98
- Bach-Blüten-Therapie 98

Pilztherapie 99
- Anti-Pilzdiät 99
- Medikamententherapie 101

Nahrungsmittelallergien „löschen" 104
Individuelle Therapie 105
Heilungserfolge 106

6. Kapitel: Gesund bleiben 110

Gesunde Ernährung 111
Gesunder „Lebensraum" 114
Gesunde Seele 118
Die beste Krankheitsvorsorge 119

Selbsthilfegruppe gründen 120

Danksagung 122

Die Autoren 123

Anhang

Vorwort

von Petra Schwartz-Klapp

Ohne große Übertreibung kann ich sagen: Meine Jugend verbrachte ich weitgehend im Wartezimmer. Seit früher Kindheit befielen meinen Körper zahllose Beschwerden und Krankheiten. Die Hoffnung auf Hilfe zerplatzte nach jedem Arztbesuch wie ein fallender Tropfen auf dem Stein. Die Routinebehandlungen waren in der Regel erfolglos und unbeantwortet blieben all meine Fragen nach den Ursachen der Beschwerden.

Da waren beispielsweise die absterbenden Finger und Zehen wegen Durchblutungsstörungen (Raynaud´sche Krankheit). Oder eine starke Infektanfälligkeit, Asthma bronchiale und Herzbeschwerden. Kniearthrose und Hüftgelenksschmerzen, die es zeitweise unmöglich machten, konzentriert auf der Schulbank zu sitzen. Im Gehen lernte ich für das Abitur, um die Schmerzen zu minimieren.

Als ich zwanzig war, diagnostizierte mein Arzt das *Trockene Auge - Keratoconjunktivitis Sicca*. Kurz: *Keratitis sicca*. Begleitet wurden die brennenden, roten Augen mit dem sandkörnigen Reiben unter den Lidern von einem schweren, dumpfen Stirndruck. Einem „Matsch-Kopf", wie ich ihn bezeichnete, wenn ich nicht mehr klar denken konnte. Der Mund trocknete ebenfalls aus. Ständig mußte ich etwas trinken. Und dann die bleierne Müdigkeit, die mir die Wahrnehmung meiner Umwelt beträchtlich einschränkte.

Die Trockenen Augen entwickelten sich bald zu einem echten Problem. Mein Augenarzt verschrieb mir künstliche Tränen in Plastikampullen, die ich regelmäßig tropfte. Die Augen wurden nicht besser. Bald quälten mich stechende Nervenschmerzen tief in den Kopf hinein. Ich sah nur noch verschwommen. In den schlimmsten Phasen mußte ich alle zwei bis drei Minuten tropfen. Die Augen konnte ich vor Schmerzen kaum mehr bewegen. Die verzweifelten Besuche in der Augen-Universitätsklinik waren umsonst. Achselzucken und das übliche Rezept für Tränenersatz.

Mit fünfundzwanzig war ich völlig arbeitsunfähig, hatte Angst, zu erblinden. Mein Lebensmut war restlos dahin.

„Sie müssen mit der Augentrockenheit fertig werden und nach Wegen suchen, damit zu leben", riet mir ein Professor einer Augen-Universitätsklinik. „Das Trockene Auge ist unheilbar." Und er erklärte, daß ich das sogenannte Sjögren-Syndrom hätte. Eine Erkrankung, bei der die Drüsen langsam versiegen, begleitet von Rheuma und anderen Beschwerden, die alle auf mich zutrafen. Das Sjögren-Syndrom kann tödlich enden.

Ich erinnere mich nicht gerne an die Aufregung und Sorgen meiner Eltern. Verzweifelt setzten sie ein Inserat in die Zeitung, um mit Leidensgenossen Kontakt herzustellen. Vielleicht wissen sie ja Rat. Tatsächlich meldete sich eine Betroffene. Sie sagte: „Lernen Sie damit zu leben. Sie haben keine andere Chance." Das aber wollte ich nicht! Ich war jung und hatte viele Pläne, die ich nur mit gesunden Augen realisieren konnte. Lieber sterben, als an Siechtum gewöhnen. Mir blieb nur die eine Möglichkeit, die Ursache für meine Krankheit zu finden!

Die Augentrockenheit verlief keineswegs kontinuierlich. Manchmal waren die Augen feuchter, dann wieder trocken. Mir fiel auf, daß es ihnen im Winter grundsätzlich besser ging. Manchmal sogar so gut, daß ich Hoffnung hatte, gesund zu werden.
Eines Tages im Winter, mir ging es recht gut, kam ich in Kontakt mit einem Laserdrucker für den Computer. Nachdem er die ersten Seiten ausgespuckt hatte, bekam ich schlagartig heftiges Augenstechen. So stark wie im Sommer.
Der Zusammenhang mit jenem Drucker lag auf der Hand. Und ich hatte sofort einen riesigen Verdacht: Der Laser-Drucker gibt beim Drucken Ozon frei. Genau jenes Gas, das im Sommer bei Sommersmog auftritt. Sollten meine Augenbeschwerden mit bodennahem Ozon zu tun haben?
Mit meiner Vermutung blieb ich ebenso allein, wie mit meinen Krankheiten. Die Ärzte schüttelten den Kopf. Für manche war diese Theorie „ausgemachter Blödsinn". Für andere war Ozon sogar „heilsam", weil es ja das Auge reize, wodurch der Tränenfluß angeregt werden solle. Und auf dem Ozon-Symposium vom 2. bis 4. Juli 1991, veranstaltet vom Bonner Umweltministerium und dem Bayerischen Staatsministerium für Landesentwicklung und Umweltfragen, behaupteten namhafte Wissenschaftler, daß Ozon auf das Auge keinen Einfluß haben könne, weil das Gas nicht wasserlöslich sei. Verschwiegen wurde jedoch, daß der Tränenfilm nicht nur aus Wasser, sondern auch aus Lipiden und Muzinen besteht. Ozon kann sehr wohl Lipide und Muzine an-

greifen!

Der nächste Frühling kam. Die Ozonwerte kletterten in die Höhe. Und: Mit dem Ozon kamen und gingen die starken Augenbeschwerden. Je länger ich das beobachtete, desto klarer wurde mir der Zusammenhang. Aber was bedeutet das, ozonempfindlich zu sein? Bodennahes Ozon entsteht ja durch Luftschadstoffe unter Einwirkung von Sonnenlicht (UV-Strahlung). Sind Sonne und Luft meine Feinde? Offensichtlich war es so. Mir und meinem Mann, der übrigens ein Jahr später auch am Trockenen Auge erkrankte, blieb nichts anderes übrig, als die Konsequenzen zu ziehen: Wir flohen nach Lappland, wo die Luft noch relativ sauber war, also keine Ozonbelastung existierte. Mir ging es dort recht gut. Die Medien feierten mich als „Deutschlands ersten Umweltflüchtling". Befriedigend war das sommerliche Auswandern nicht. Während der Übergangszeit, die ich in Deutschland verlebte, ging ich dazu über, den Tag-Nachtrhythmus umzukehren. Denn nachts baut sich Ozon in der Stadt wieder ab. Also schlief ich tags und arbeitete nachts. Ich muß gestehen, auf Dauer wäre dieser Lebensstil nicht zu ertragen.

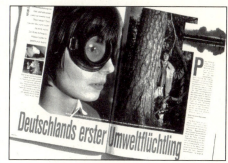

In Vital 6/94

Noch immer glaubte mir kaum jemand den Zusammenhang zwischen Ozon und den Trockenen Augen. In der Fachliteratur war dies schließlich unbekannt. Also mußte ich es beweisen. Ich begann eine Fallstudie zu erarbeiten. Dazu verglich ich die Beschwerden mit den halbstündlichen Ozonwerten, die mir das hessische Umweltministerium freundlicherweise regelmäßig zufaxte. Die Summe aller Daten, die ich über viele Wochen sammelte, ergab eine eindeutige Korrelation zwischen den Beschwerden und der Ozonkonzentration. Es freut mich, daß mittlerweile Universitätskliniken an dem Thema forschen. Immer mehr Fachärzte bestätigen diese Theorie.

Ich begann mich damit abzufinden, alljährlich im Sommer nach Lappland zu flüchten. Der Autoverkehr, als Hauptverursacher des Ozons, wird sich kaum reduzieren. Das Bundesgesundheitsamt legte mir nahe, auszuwandern. So gut gemeint dieser Rat sein mochte, ich war empört. So lösen Verantwortliche Probleme! Wie beim Waldsterben: Man sägt die toten Bäume ab, und schon gibts kein Waldsterben mehr!

Aber so einfach geht das nicht. Durch meine Recherchen wußte ich, es gibt mindestens acht Millionen Menschen mit trockenen Augen. Die Tendenz ist steigend. Die Krankheit entwickelte sich zu einer Art Volksseuche. Sie ist die medikamentös am meisten behandelte Augenerkrankung. Je intensiver ich mich mit dem Thema beschäftigte, desto klarer wurde mir die große Dimension des Problems.

Eine Frage blieb damals: Warum leiden einige Menschen bei Sommersmog stark an der Augentrockenheit, andere weniger und nächste gar nicht, obwohl alle derselben Ozonbelastung ausgesetzt sind? Es müssen also weitere Faktoren für das Entstehen der Keratitis sicca existieren. Dieser grundlegenden Frage ging ich während meiner zweiten Ozonflucht nach. Und ich habe die Antwort darauf gefunden.

Ein Jahr später waren mein Ehemann und ich

gesund. Sieben Jahre Leidenszeit waren vorbei.

Während ich diese Zeilen schreibe, brennt die Sonne heiß hernieder. Es wabbert Ozondunst über Deutschland. Mir geht es prächtig. Die Augen sind feucht. Mein Kopf ist klar. Und die anderen Beschwerden übrigens sind auch verschwunden.

Mit diesem Buch möchten mein Ehemann und ich all unsere Erfahrungen und Erkenntnisse über unseren Heilungserfolg anderen Betroffenen und interessierten Ärzten zugänglich machen. Unsere Aussagen stützen wir vor allem auf die Pilotstudie, die wir in Zusammenarbeit mit dem Marburger Institut für Naturheilverfahren über die Diagnostik und Therapie des Trockenen Auges erarbeitet haben.

Für die offizielle Medizin hoffen wir, einen Beitrag geleistet zu haben, für Erkenntnisse in eine neue Richtung. Vorweg sei genommen: Ohne ein neues Verständnis von Gesundheit sind chronische Krankheiten wie das Trockene Auge niemals heilbar. Es verlangt eine gehörige Portion Mut, sich von alten eingeschliffenen Ansichten zu lösen und vorurteilsfrei Neues anzunehmen.

Uns ist bewußt, daß viele unserer Theorien nicht sofort Zustimmung seitens der Ärzteschaft finden. Denn sie werden sie mit dem sogenannten heutigen Stand der Wissenschaft als nicht vereinbar erklären. Klar ist: Das Maß für Wahrheit ist schlußendlich der Erfolg. Kann eine Therapie falsch sein, wenn sie den Patienten heilt?

Möge dieses Buch dem Trockenen-Augen-Patienten und -Patientin ein wertvolles Werkzeug sein, um sich aus dem Käfig der Krankheit zu befreien.

Petra Schwartz-Klapp

1. Kapitel

Das Trockene Auge

Das Auge ist ein ganz besonderes Organ. Es ist das Fenster zwischen unserem Körper und der Umwelt. Und da es im direkten Kontakt zur Außenluft steht, besitzt das Organ Auge einen zuverlässigen und wirksamen Schutz: Den Tränenfilm. Er ist unverzichtbar für ein reibungsloses, schmerzfreies und klares Sehen.

Bei der Krankheit *Trockenes Auge* ist diese Schutzfunktion reduziert oder gestört. Um dieses Krankheitsbild besser zu verstehen, möchten wir zu Beginn des Buches auf den Aufbau und die Funktion des Tränenfilms eingehen.

Der Tränenfilm - Aufbau und Funktion

Bei jedem Blinzeln zieht das Augenlid einen neuen Tränenfilm über das Auge. Auch wenn er so aussieht, der Tränenfilm ist alles andere als nur eine einfache Wasserschicht. Insgesamt sind es drei Schichten, die den Tränenfilm bilden. Sie müssen exakt aufeinander abgestimmt sein, damit er überhaupt seine vielen Aufgaben erfüllen kann. Sehen wir uns das im Detail einmal näher an:

Die untere Schicht wird gebildet von einzelligen Drüsen, sogenannten Becherzellen, die Muzin

1. Kapitel

abgeben. Das ist ein Schleim, der aus verschiedenen Zuckern besteht. Diese Schleim- oder Muzinschicht glättet die Augenoberfläche und bildet das „Fundament" für den gesunden Tränenfilm. Ohne den Muzinschleim wäre das Auge gar nicht benetzbar. Die Träne würde einfach abperlen.

Das Muzin erfüllt gleichzeitig einen weiteren Zweck: All die unerwünschten Fremdstoffe, die ins Auge gelangen, wie beispielsweise Staub, werden von dem Schleim ummantelt und unschädlich gemacht.

Die mittlere Schicht, die auf dem Muzinschleim aufliegt, ist im Großen und Ganzen ein Wasserfilm mit einer Reihe wichtiger Bestandteile: Elektrolyte, Glucose, Harnstoff, oberflächenaktive Biopolymere und etwa 30 verschiedene Proteine (Eiweiße). Dieser Film wird von der Tränendrüse und zahlreichen anderen kleinen Drüsen (akzessorische Drüsen), die über die Bindehaut verstreut liegen, hergestellt.

Diese Wasserschicht hat die Aufgabe, das Auge vor Austrocknung und vor Infektionen durch ihre bakterienabtötenden Bestandteile zu bewahren. Weiter versorgt es das Auge mit Sauerstoff aus der Luft und spült es frei von Fremdkörpern und Abfallprodukten des Augengewebes.

Nun schließt die dritte Schicht an, die vor allem aus Fettmolekülen (Lipide) aufgebaut ist. Sogenannte Meibomsche Drüsen, am Ober- und Unterlidrand sind für die Produktion verantwortlich. Die Fettschicht verhindert ein rasches Verdunsten der Wasserschicht. Zudem ist sie relativ stabil und glatt, so daß kleinere Fremdteilchen an ihr einfach abprallen können.

Sie sehen, wie kompliziert der Tränenfilm aufgebaut ist. Deutlich wird nun, welche große Bedeutung er für das Auge hat. Neben all den beschriebenen Aufgaben muß der Tränenfilm das Auge auch noch mit Vitaminen (A,C und E) versorgen. Der Tränenfilm ist auch für die Sehschärfe von Wichtigkeit. Er wirkt wie eine Linse, die das einfallende Licht in der nötigen Weise bricht.

All diese Funktionen kann er nur richtig erfüllen, wenn alle Bestandteile in der nötigen Menge zur Verfügung stehen. Die kleinste Störung kann den komplexen Schutz- und Versorgungsmechanismus zusammenbrechen lassen. Häufig ist die äußere Fettschicht gestört. Das hat beispielsweise zur Folge, daß die mittlere Wasserschicht schnell verdunstet. Der Tränenfilm reißt dann verfrüht auf. Und das Auge ist schutzlos gegenüber Viren, Bakterien, Staub oder Luftschadstoffen ausgeliefert.

Eine entzündete Bindehaut ist ein Hinweis dafür, daß der Tränenfilm gestört sein könnte. Der mögliche Beginn für eine *Keratoconjunktivitis sicca, Keratitis sicca* oder einfach: *Trockenes Auge.*

Symptome des Trockenen Auges

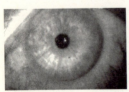

Das Trockene Auge beginnt oft mit Bindehautentzündung.

Das Trockene Auge ist eine chronische Krankheit, die sich in verschiedenen Symptomen äußert. Am Anfang sind die Augen „rot". Und irgendwann beginnt es beim Lidschlag zu kratzen. Nicht etwa durch eine Wimper oder ein Sandkorn im Auge, sondern durch Trockenstellen auf der Bindehaut. Dieses „Sandkorngefühl" ist charakteristisch für diese Krankheit. Begleitet werden die Beschwerden in den meisten Fällen von:

1. Kapitel

- Druckgefühl in, hinter und neben dem Auge
- verklebte Augenlider (morgens)
- Kopfschmerzen (vor allem an der Stirn)
- Augenbrennen
- Trockenheitsgefühl
- Stechen in den Augen
- Augenjucken
- Lidrandentzündung
- Müdigkeit (Schweregefühl der Lider)
- Lichtempfindlichkeit (Lichtscheu)
- Sehschärfeminderung
- vermehrtes Blinken (Blinzeln)
- Schaumbläschen auf dem Unterlidrand

Paradoxerweise kann das Trockene Auge auch „naß" sein! Eigentlich ist die Bezeichnung Trockenes Auge nicht korrekt. Man assoziiert damit eine echte Trockenheit des Auges, die aber bei diesem Krankheitsbild nicht immer gegeben sein muß. Es gibt Patienten, die haben einen überschüssigen Tränenfluß. Aber weil hier die Zusammensetzung gestört ist, kullern sie einfach heraus. Korrekterweise müßte man das Trockene Auge als „Benetzungsstörung des vorderen Augenabschnittes" bezeichnen.

Im fortgeschrittenen Stadium kann die Trockenheit zu beträchtlichen Schäden am Auge führen. Hornhautveränderungen, Linsentrübung und sogar Erblindung sind nicht auszuschließen. In manchen Fällen treten neben dem Trockenen Auge rheumatische Beschwerden auf und die Drüsentätigkeit läßt nach. Beispielsweise wird der Mund trockener. Die Mediziner nennen dieses Krankheitsbild Sjögren-Syndrom. Bei dessen genauen Definition sind sich die Experten jedoch nicht einig. Es kann Ihnen passieren, daß Sie in zwei verschiedenen Fachbüchern zwei unterschiedliche Erklärungen dafür finden.

Patienten berichten

Leider wird noch heute das Trockene Auge von Ärzten oft bagatellisiert. Daß sich das Trockene Auge zu einem ernstzunehmenden Problem entwickeln kann, sollen folgende Kommentare von Patienten deutlich machen, die wir im Rahmen unserer Studie gesammelt haben:

Patientin, 26 Jahre alt : *„Ich fühle mich sehr hilflos und bin total verzweifelt."*

Patient, 32 Jahre alt: *„Frustration, da die Augen gerötet sind und ich schlechter sehe, die Konzentration läßt nach, es ist manchmal wie ein Teufelskreis."*

Patientin, 53 Jahre alt: *„Es ist ein kosmetisches Problem, weil die roten Augen häßlich sind. Ich habe da große Probleme!"*

Patient, 33 Jahre alt: *„Es wirkt sich negativ und bedrohend aus, da ich ständig Auto fahre und am Schreibtisch arbeiten muß."*

Patientin, 35 Jahre alt: *„Vor allem morgens ein Sandkorngefühl. Sobald ich in ein Kaufhaus komme, insbesondere in der Lederabteilung, brennen und stechen die Augen. Im Freien wird es besser."*

Patient, 42 Jahre alt: *„Wie starke Zahnschmerzen in den Augen! Brennt wie Pfeffer. Ich kann nicht scharf sehen. Manchmal wie Nebel. Dann gerate ich in Panik."*

1. Kapitel

Patientin, 38 Jahre alt: *„Gereiztheit, Unwohlfühlen, Müdigkeit der Augen. Nur schlafen und Augenschließen hilft."*

Patientin, 25 Jahre alt: *„Konzentrationsschwäche, Schwierigkeiten beim Lesen und Schreiben. Daher ein sehr anstrengendes Arbeiten. Häufige Müdigkeit."*

Patientin, 37 Jahre alt : *„Manchmal das Gefühl, nicht zur Arbeit gehen zu können."*

Patientin, 25 Jahre alt: *„Ich bin Lehrerin und teilweise abends kaum in der Lage, die Stunden vorzubereiten."*

Patientin, 24 Jahre alt: *„Bei langanhaltenden Beschwerden reagiere ich genervt. Die Schmerzen und die Lichtempfindlichkeit machen mürbe. Autofahren bei Nacht (mit Gegenverkehr) fällt schwer. Eine Disco wäre unerträglich für mich. Das Leben wird dadurch leider sehr beeinträchtigt, und das kann wahrscheinlich nur der nachvollziehen, der selber davon betroffen ist."*

Patientin, 66 Jahre alt: *„Inzwischen bin ich dazu übergegangen, die Beschwerden als psychosomatisch anzusehen und die Augen unter Selbsthypnose im Dunkeln regelmäßig zu entspannen. Damit bekomme ich sie häufig ein bißchen feucht, aber längere Anspannung der Augen beim Autofahren oder Lesen muß ich trotzdem soweit wie möglich vermeiden."*

Patientin, 52 Jahre alt: *„Wäre ich berufstätig, hätte ich gewiß große Probleme gehabt."*

Das Trockene Auge ist heilbar

Patientin, 51 Jahre alt: *„Ich könnte vor Schmerzen die Wand hochgehen."*

Patientin, 56 Jahre alt: *„Im Laufe des Tages zunehmend weniger in der Lage, die beruflich geforderte Lese- und Schreibarbeit zu erledigen."*

Patient, 33 Jahre alt: *„Ich kann nur kurze Zeit schmerzfrei lesen (20-30 min.)."*

Patientin, 45 Jahre alt: *„Widerstand gegen den Aufenthalt im Freien bei Sonnenschein während der ganzen Sommerzeit."*

Patientin, 59 Jahre alt: *„Wegen Rheuma und trockener Augen seit 2 Jahren im Ruhestand."*

Patientin, 33 Jahre alt: *„Seit kurzem oft arbeitsunfähig, da starke Kopfschmerzen sowie Augenschmerzen. Sehstärke eingeschränkt, kann Augen oft nicht offenhalten."*

Patient, 34 Jahre alt: *„Führt bis zur Arbeitsunfähigkeit."*

Patientin, 69 Jahre alt: *„Seit 10 Monaten macht das Leiden mir das Leben zur Hölle. Oft frage ich mich seitdem, ob es nicht besser für mich wäre, irgendwo herunterzuspringen. Die Schmerzen haben mich auch während der oft trüben Wintermonate fix und fertig gemacht, und inzwischen ist es nun auch bei mir soweit, daß ich alle 5-10 Minuten tropfen muß, was an den Schmerzen aber auch kaum etwas ändert. Ich unternehme nichts mehr, da ich sehr lichtempfindlich geworden bin. Ohne Brille, mit schwarzen Glä-*

sern, kann ich nur noch selten das Haus verlassen, die Jalousetten habe ich schon seit 10 Monaten nicht mehr hochgezogen. Auch vorm Fernseher sitze ich mit Sonnenbrille und meist mit geschlossenen Augen. Die Lebensqualität ist gleich Null. Ich bin, Gott sei Dank, geschieden. Mein lebenslustiger Ex-Ehemann hat schon die anderen Erkrankungen nicht durchgestanden, und ich bin froh, daß ich niemanden mit diesem Augenleiden auf den Geist gehen muß. Wer erträgt schon eine Frau, die dauernd möglichst im Dunkeln sitzt, sich in der Wohnung verkriecht, sich dauernd Zeugs in die Augen tropft und die überhaupt keine Lebensfreude mehr hat?"

Das Trockene Auge - inzwischen eine „Volksseuche"

Vor 30 Jahren war das Trockene Auge noch eine Rarität. Die Augenärzte kannten es vor allem als Erkrankung älterer Frauen. Deshalb brachten Sie es in Verbindung mit dem Klimakterium (Wechseljahre). Noch heute wird oft behauptet, daß die Wechseljahre die Ursache für das Trockene Auge sein sollen. Können Sie sich vorstellen, daß die Schöpfung Frauen ab den Wechseljahren mit Trockenen Augen strafen soll? Kennen Sie in den Generationen Ihrer Groß- und Urgroßeltern einen Fall, der an Trockenen Augen litt? Diese Krankheit ist sehr jung. Das Klimakterium hingegen existiert schon immer als normaler Ablauf in der Biologie der Frau. Wie kann man eine ganz natürliche Sache für eine neue Krankheit verantwortlich machen? In der Zwischenzeit hat sich diese Theorie von ganz allein widerlegt: Es erkranken immer häufiger Männer, Jugendliche und

Kinder an dem Trockenen Auge!

Das Trockene Auge ist in einigen Gegenden sogar zu einer „Volksseuche" ausgeartet. Es zählt zu den verbreitetsten Augenerkrankungen. Nahezu jeder fünfte bis sechste Patient, der sich in Deutschland bei einem Augenarzt vorstellt, leidet darunter. Aufgrund den Ergebnissen epidemiologischer Studien kann man davon ausgehen, daß die Krankheit jährlich um 10 bis 15 Prozent zunimmt. Das schlägt sich natürlich auf den Verkauf von Tränenersatzmitteln deutlich nieder. Die haben unter allen Augenheilmitteln (Ophthalmika) die höchste Umsatzsteigerungsrate erreicht. Insgesamt rechnet man mit acht Millionen Menschen, die an Trockenen Augen leiden - allein in Deutschland. Aber aufgrund der Fehldiagnosen, die in Kapitel 2 beschrieben werden, kann man von einer hohen Dunkelziffer ausgehen.

Rätselraten um das Trockene Auge

Die enorme Zunahme dieser Augenerkrankung ist beängstigend. Man weiß, daß Vitamin-A-Mangel Ursache für Trockene Augen sein kann. In manchen „Entwicklungsländern" ist dies leider noch immer der Fall. Und da die Krankheit oft untherapiert bleibt, ist sie häufige Ursache für Erblindung. Auch Verätzung und Verbrennung der Bindehaut, sowie Medikamente wie Beta-Blocker (Blutdruckmittel) können zum Trockenen Auge führen. Bei den meisten Patienten aber schließen sich diese Faktoren aus.

Seit Jahren herrscht Rätselraten um das Trockene Auge. Das Berliner Unternehmen Dr. Pharma-Mann setzte für das Jahr 1995 Preise auf dem Gebiet der Erforschung des Trockenen Auges in Höhe von insgesamt 60.000 Mark aus. Der Gewinner des Hauptpreises, ein Doktorant an der Universität Marburg, belegte mit seiner Arbeit, daß zuckerkranke Menschen öfter das Trockene Auge haben als Gesunde. Allein aus dieser Erkenntnis läßt sich aber kein therapeutischer Nutzen ziehen.

Unheilbare Krankheit?

So blieb der Wissenschaft die Ursache für das Trockene Auge weiter unbekannt. Viele Ärzte sprechen deshalb von einer „unheilbaren Krankheit". Andere sind dazu übergegangen, jene Faktoren, die die Beschwerden verstärken können, als Ursachen für die Keratitis sicca zu bezeichnen.

> **A c h t u n g !**
> Beta-Blocker können das Trockene Auge auslösen. Ihre gebräuchlichsten Inhaltsstoffe sind: Acebutolol, Alprenolol, Atenolol, Betaxolol, Bunitrolol, Bupranolol, Carazolol, Carteolol, Labetalol, Mepindolol, Metipranolol, Metoprolol, Nadolol, Oxprenolol, Penbutolol, Pindolol, Propranolol, Sotalol, Timolol und Toliprolol. Bevor Sie Beta-Blocker absetzen, besprechen Sie das mit Ihrem Arzt.

Verstärkende Faktoren

Im Folgenden nun ein Überblick dieser verstärkenden Faktoren:

■ **Warme Heizungsluft**

Sehr warme Luft kann zu einer schnelleren Verdunstung des Tränenfilms führen. Das gilt aber nur für einen bereits *kranken* Tränenfilm! Ein gesunder Tränenfilm ist, wie bereits erwähnt, von einer stabilen Fettschicht geschützt, die die Verdunstung verhindert.

■ **Staub**

Staub wirkt sich auf einen labilen Tränenfilm ebenfalls negativ aus. Besonders problematisch können Räume sein, die mit Radiatoren (Heizkörper) ausgestattet sind. Denn die wirbeln Staub und Schadstoffe auf.

■ **Computerarbeit**

Die Arbeit am Computer kann ebenfalls problematisch sein, da negativ geladene Staubpartikel vom Bildschirm mit hoher Geschwindigkeit auf das Auge geschossen werden. Hinzu kommt, daß Bildschirme häufig zum Beispiel Phenol und Toluol (im Kunststoff) freisetzen, die ebenfalls die Beschwerden verstärken können.

■ **Giftige Dämpfe**

Je wärmer es ist, desto intensiver dämpfen Kunststoffe schädliche Gase aus. Zum Beispiel Lacke, Tapeten oder Teppiche. Und diese Dämpfe können die Augenbeschwerden erheblich verstärken, da sie direkt den Tränenfilm angreifen. Grundsätzlich gilt: Alle Luftschadstoffe wirken mehr oder weniger negativ auf den kranken Tränenfilm. Denken Sie an Tabakrauch. Viele Patienten leiden besonders stark in „verräucherten" Räumen.

1. Kapitel

■ **Ozon**

Eine ganz besondere Gefahr für die Trockenen Augen-Patienten stellt Ozon (Sommersmog) dar, da man ihm kaum ausweichen kann. Ozon greift die Fette (Lipide) und Muzine des Tränenfilms an. Mit Ozon ist nicht die Schutzschicht vor harter UV-Strahlung hoch oben in der Atmosphäre gemeint, sondern jenes Gas, das seit wenigen Jahren immer stärker in Bodennähe im Sommer bei Sommersmog auftritt. Die vorindustriellen Ozonspitzen (Ein-Stunden-Mittelwerte) lagen bei 60 bis 80 µg/m³ Luft. Heute erreichen sie 300 bis 400!

Dieses Reizgas entsteht, wenn auf bestimmte Schadstoffe (v.a. aus dem Straßenverkehr) bei warmen Temperaturen das UV-Licht der Sonne trifft. Ozon wird auch durch viele Laserdrucker und Kopiergeräte gebildet. Unter Hochspannungsleitungen herrscht oft eine erhöhte Ozonkonzentration. Und in Flugzeugen findet sich ebenfalls dieses Gas vermehrt (v.a. bei Langstreckenflügen), da diese Maschinen relativ dicht unter der Ozonschicht fliegen.

Die Hinweise in der Fachliteratur, daß Ozon das „Trockene-Auge" verstärkt, sind jedoch sehr rar. So standen wir im Dezember 1993 mit den Ergebnissen unserer Ozon-Studie recht alleine da. Zwar wurden sie in zahlreichen Zeitschriften publiziert. Aber der Ärzteschaft fällt es noch heute schwer, neue Erkenntnisse anzunehmen, die nur von einer Patientin stammen. Sie übersehen leider, daß wir uns als Patienten viel intensiver und von einer ganz anderen Perspektive mit dem Problem beschäftigen können, als ein Arzt das jemals könnte.

Auch die Universität Graz bestätigt den Zusammenhang Ozon und Trockenes Auge. Andere

Universitäten sind am forschen. Unsere Befragung von 34 Sicca-Patienten ergab, daß 29 davon den direkten Zusammenhang ihrer Beschwerden mit Ozon eindeutig bestätigen. In den USA weiß man übrigens schon länger, daß Sicca-Patienten zum „Risikokollektiv" des Sommersmogs zählen.

■ **„Psyche"**

Die Intensität der Beschwerden kann auch durch geistige Faktoren beeinflußt werden. Trauer, Streß oder Kummer rauben Energien, wodurch u.a. auch die Tätigkeit der Drüsen beeinträchtigt wird. In Zeiten der Freude hingegen ist der Körper belebter, vitaler und leistungsfähiger.

Beschwerden symptomatisch mildern

Ihre Beschwerden können Sie selbst lindern, indem Sie die verstärkenden Faktoren meiden. Das hat selbstverständlich nichts mit Heilung zu tun. Es erleichtert ein wenig das Leben, bis bei Ihnen die Therapie, die wir in diesem Buch vorstellen werden, anspricht. Dazu folgende Tips:

■ Bei Schadstoffblastung in der Luft, v.a. Ozon, ist eine luftdichte Schutzbrille (Säure- und Gasschutzbrille) hilfreich. Dennoch schützt sie nur bedingt, da durch die Gesichtsbewegungen Undichtigkeiten entstehen können. Auch muß die Brille zur Befeuchtung der Augen abgenommen werden. Ein weiterer Nachteil ist, daß die Brille leicht von innen beschlägt.

1. Kapitel

- Da Trockene Augen-Patienten häufig lichtempfindlich sind, ist eine Sonnenbrille zu empfehlen.

- Ein feuchter Waschlappen auf den Augen erleichtert die Schmerzen und sorgt für ein feuchtes Klima im Augenbereich.

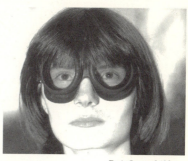

Bei Ozon hilft eine Gas- und Säureschutzbrille

- Luftschadstoffe im Wohnraum können Sie durch Luftfilter reduzieren, die die Luft z.B. durch Pflanzen und Aktivkohle reinigen. Anbieter: Clean air, Blaugasse 10, 50859 Köln. Oder: Kessler Tech GmbH, Schiffenberger Weg 115, 35394 Gießen. Diese Geräte sind aber nicht billig.

- Bürogeräte sollten schadstoffarm sein. Es gibt Laserdrucker, die kein Ozon freigeben. Einige Kopierer werden mit Ozonfiltern (Blauer Umweltengel) geliefert. Sie sollten nach Möglichkeit in einem Extraraum stehen.

- Kontaktlinsenpflegemittel sollten frei sein von Desinfektionsmitteln, Konservierungsstoffen und Enzymen, z.B. von der Firma Bulbusdynamik. Besser wäre es für Trockene-Augen-Patienten, statt Kontaktlinsen eine Brille zu tragen.

- Testen Sie von verschiedenen Firmen Befeuchtungsmittel in Einmaldosen aus. Es gibt eine große Auswahl. Wählen Sie jene aus, die Ihnen am besten helfen.

2. Kapitel

Das Trockene Auge in der Augenarztpraxis

Ein erfahrener Augenarzt wird Ihr Trockenes Auge bereits erkennen, wenn Sie zur Sprechzimmertür eintreten. Denn ein Sicca-Patient blinzelt häufiger. Zudem sind die Augen meist gerötet. Natürlich wird es nicht bei dem erfahrenen Blick des Arztes auf Ihre Blinkfrequenz bleiben, um eine genaue Diagnose zu stellen.

Die Routine-Diagnosen

Zuerst wird der Augenarzt Sie über die Beschwerden befragen. Aus Ihren Antworten kann er meist schon auf ein Trockenes Auge schließen. Um den Befund zu bestätigen, ist ein Test erforderlich. Entweder der sogenannte BUT-Test. BUT steht für „**b**reak **u**p **t**ime": Er ermittelt, nach wieviel Sekunden Ihr Tränenfilm nach dem Lidschlag aufreißt. Dazu wird die Hornhaut zum Beispiel mit einer Fluorescein-Lösung angefärbt. Dadurch wird der Aufriß sichtbar. Ein gesunder Tränenfilm reißt nach etwa 25 Sekunden auf. Bei Trockenen Augen nach etwa 10 Sekunden und kürzer.

Ein anderer Test (Schirmertest) erfaßt die Tränenflüssigkeitsmenge. Dazu wird ein Filterpapierstreifen in den Bindehautsack gehängt. Werden die

Streifen bei zwei aufeinanderfolgenden Tests in fünf Minuten nur fünf Millimeter oder weniger benetzt, bestätigt das ebenfalls die Diagnose des Trockenen Auges.

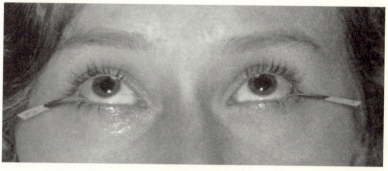

Schirmertest

Sie sollten wissen, daß der BUT-Test patientenfreundlicher ist. Denn der Papierstreifen des Schirmertests kann die ohnehin schon beim Trockenen Auge angegriffene Binde- und Hornhaut (Epithelschicht) zusätzlich schädigen. Zudem kann der Papierstreifen als Fremdkörper im Auge die Tränenproduktion anregen und somit das Ergebnis verfälschen.

In der alltäglichen Praxis aber wird das Trockene Auge im Anfangsstadium oft verkannt, weil die Krankheit ohne die beschriebenen Tests kaum von einer chronischen Bindehautentzündung (Conjunktivitis) zu unterscheiden ist. Unangenehm wird es für Sie, wenn Ihr Arzt aufgrund einer Fehldiagnose Ihnen Medikamente („Weißmacher") gegen die entzündeten, roten Augen verschreibt. Denn die können das Trockene Auge verschlimmern! Genauso kann es Ihnen passieren, daß Ihr Arzt Ihnen eine Kortisonsalbe gegen die Entzündung empfiehlt.

Zweifelsohne hemmen die Salben Entzündungserscheinungen. Sie müssen sich aber im Klaren darüber sein, daß die möglichen Nebenwirkungen auch bei äußerlicher Anwendung nicht unerheblich sind: Zum Beispiel kann Kortison den Blutdruck erhöhen, das Abwehrsystem schwächen, grauen oder grünen Star fördern und vieles mehr. Wissenswertes über Kortisone können Sie nachlesen im „Kursbuch Gesundheit", (Vlg. Kiepenheuer & Witsch, ISBN 3-462-02064-1).

Die Routinebehandlungen

Trockene Augen-Patienten sind für den Augenarzt „Dauerkunden", denen er in der Regel nur *eine* Behandlung anbieten kann: Das künstliche Einträufeln von Ersatztränen. Geheilt werden kann das Trockene Auge damit nicht. In den meisten Fällen schreitet die Krankheit trotzdem weiter voran.

Je weniger Tränenflüssigkeit Ihre Drüsen produzieren, desto häufiger müssen Sie tropfen. Wir raten Ihnen, nicht an den künstlichen Tränen zu sparen. Denn sie sind ja sehr wichtig als Schutz für das Auge. Man muß sich vergegenwärtigen, daß ein gesundes Auge bei jedem Lidschlag eine Träne produziert. Und das müssen Sie im Grunde manuell simulieren. Schwere Fälle tropfen deshalb nicht selten alle zwei bis drei Minuten.

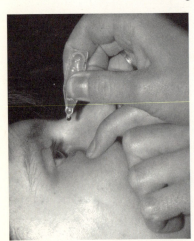

Tropfen von Ersatztränen

Achten Sie aber darauf, daß Ihre Ersatztränen

frei sind von Konservierungsmitteln. Die wirken sich nämlich negativ auf den Tränenfilm aus und können das Trockene Auge verschlimmern. Bei sehr häufigem Tropfen wirken sie sogar toxisch (giftig) auf die Binde- und Hornhaut. Sie erkennen die konservierungsmittelfreien Tränen an der Verpackung. Sie sind in kleinen Einmaldosen abgefüllt.

Leider verschreiben viele Augenärzte bevorzugt die „gefährlichen", billigeren Tropfen in den Fläschchen, um Kosten zu reduzieren. Das heutige Gesundheitssystem verleitet zu dieser bedenklichen Handhabe. Die langfristigen Nebenwirkungen sind aber bestimmt nicht kostengünstiger.

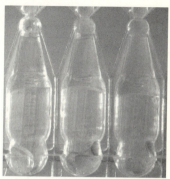

Tränenersatz in Einmaldosen ohne Konservierungsstoffe

Entwickelt sich die Krankheit zur akuten Bedrohung für das Auge, wird der Arzt folgende Möglichkeiten vorschlagen (je nach Beschwerdegrad):

■ Das Tränenpünktchen verschließen. Dadurch fließt die Träne - sofern sie noch vorhanden ist - nicht so schnell ab. Man erhofft sich dadurch, die Tränenfilmaufrißzeit zu verlängern. Anfangs wird es mit einem Pfropfen, später irreversibel verschlossen.

■ Die Lidspalte des Auges operativ verkleinern. Ein Teil des Oberlids wird mit dem Unterlid „verklebt". Dadurch will man die Verdunstungsrate der Tränenflüssigkeit senken.

■ Die Speicheldrüse zur Tränendrüse umoperieren.

Not macht erfinderisch! Aber befriedigend sind diese Maßnahmen nicht, da sie das Trockene Auge niemals wirklich heilen können. Sie drücken vielmehr die Ratlosigkeit der Wissenschaftler gegenüber dem Trockenheitssyndrom aus.

Patientenerfahrungen in Arztpraxen

Häufig wecheln Patienten frustriert von Arzt zu Arzt, in der Hoffnung auf wirkliche Hilfe. Unter den fortgeschrittenen Fällen macht sich Unmut, Mißtrauen gegenüber dem Arzt bzw. der Schulmedizin, Auswegslosigkeit und Selbstaufgabe breit.

Im Folgenden wieder Patientenkommentare, die ihre Erfahrungen mit Augenärzten ausdrücken. Die Zitate sind authentisch. Sie sollen - von uns unkommentiert - den „Notstand" in der Praxis transparent machen.

„Ganz schlechte Erfahrungen mit drei Augenärzten"

„Ärzte konnten mir nicht helfen."

„Die Ärzte interessiert das Trockene Auge wenig. Mein Augenarzt sagt: Das ist eben so, wenn man älter wird. Ich will mich damit aber nicht abfinden!"

„Augenärzte sind überfragt. Andere Ärzte sind ebenfalls ratlos. Auch Heilpraktiker."

„Mein Arzt meinte, daß ich mich mit dieser Krankheit abfinden müsse. Aber wie soll ich das tun, wenn ich nicht einmal die Symptome lindern kann?"

2. Kapitel

„Mit Ärzten habe ich ausgesprochen schlechte Erfahrungen gemacht. Sie waren ratlos und kaum interessiert an dem Problem. Lediglich Verschreibung der Tropfen."

„Behandlung beim Augenarzt und Augenklinik. Ihr Rat: Immer Tränenersatz in der Tasche haben. Man müsse damit leben. Sie waren keine große Hilfe. Ich selber bin schon seit längerem in Resignation verfallen, da das Trockene Auge ja als unheilbar gilt und man eben damit leben muß."

„Die Ursache für meine Beschwerden sieht der Facharzt in den Wechseljahren."

„Meist sind die Ärzte uninteressiert an den Ursachen."

„Einfach hinnehmen."

„Die Beschwerden werden nicht ernstgenommen."

„Augenärzte sind ratlos. Es wurde mir von einem Arzt das Zuschweißen der Tränendrüsenkanäle empfohlen. Andere sind dagegen."

„Mit Ärzten habe ich teilweise schlechte Erfahrungen. Sie konnten keine Ursachen dafür finden. Deshalb sei meine Krankheit psychosomatisch bedingt."

„Das Trockene Auge wird einfach übergangen."

„Bisher konnte man mir nicht helfen. Viele Ärzte nehmen meine Beschwerden nicht ernst."

Das Trockene Auge ist heilbar

„Mein Arzt wußte nicht, was das Trockene Auge ist. Er verschrieb mir antibiotische Tropfen. Die haben das Problem nicht gelöst."

„Keiner weiß eine Lösung. Meist wird es bagatellisiert."

„Gewisse Ratlosigkeit. Ausprobieren von Medikamenten."

„Das Trockene Auge wurde nicht ernstgenommen, der Hinweis, daß die Tropfen nicht helfen, stieß auf Ungläubigkeit."

„Der Augenarzt sagte mir nach der Untersuchung mit strahlendem Gesicht, daß ich ein Trockenes Auge und Bindehautentzündung hätte und daran nun bis ans Lebensende leiden würde. Alles, was er mir dann aufschrieb, half überhaupt nichts."

„Der Arzt sagte, ich sollte mir die Tropfen in Zukunft selber kaufen oder aber vom Hausarzt verschreiben lassen. Auch könnte ich mir ja einfaches Wasser in die Augen spritzen."

„Mein Augenarzt sagte lapidar: Das kommt mit dem Alter, da kann man nichts machen."

„Leider habe ich noch keinen Augenarzt gefunden, der mehr gesagt hätte als: Das gibt es. Linderung oder Abhilfe fand ich nicht."

„Der Professor sagte: Sie müssen selbst damit fertig werden."

"Als ich dann wieder in der Praxis stand, brauchte ich einige Überredungskünste, daß die mir dort 120 Tropfen aufschrieben. Als diese nach über 40 Tagen aufgebraucht waren und ich um ein neues Rezept bat, meinte man, wieso die denn schon alle wären. Dabei hatte ich mir in der Apotheke schon zusätzliche Tropfen selbst gekauft. Schließlich gab man mir wieder ein Rezept für die Tropfen. Wieder kaufte ich zusätzliche Tropfen dazu und bin auch erst wieder nach 40 Tagen in die Praxis gegangen. Da wollte man mir keine Tropfen geben, sagte mir, ich müßte erst wieder untersucht werden. Ich kam mir vor wie ein Bettler. Ich habe meinem Hausarzt mein Leid geklagt, und der sieht ja was mit meinen Augen los ist und wie ich mich quäle. Und nun hat der mir erst einmal wieder 120 Tropfen aufgeschrieben. Ich kann ohne die Tropfen nicht mehr sein. Schließlich bezahlt das doch meine Krankenkasse."

Spezialistentum ist ungeeignet

Woran liegt es, daß die Augenheilkunde das Rätsel um das Trockene Auge nicht zu lösen vermag und ihm so ratlos gegenübersteht? Ihr stehen doch alle technischen Möglichkeiten zur Verfügung, das Auge und die Tränendrüse von allen Seiten und bis ins kleinste Detail zu analysieren.

Offensichtlich ist es der gesamte Betrachtungswinkel, aus dem die Schulmedizin das Problem behandelt. Sie konzentriert sich zu stark auf einzelne Symptome. Es dreht sich zu sehr um das Auge selbst. Ein hochtechnisiertes Spezialistentum hat sich in der Wissenschaft entwickelt, das es verlernt hat, den Menschen als Ganzes in der Wechselbeziehung mit seiner Umwelt zu sehen. Der Augenarzt forscht rund ums Auge. Der Hautarzt kennt sich mit der Haut bestens aus. Der Neurologe mit Nerven. Der Psychologe mit der Psyche. Der Zahnarzt mit Zähnen. Aber wer behält den Überblick? Der Mensch ist keine Maschine aus isolierten Einzelteilen! Alles hängt miteinander zusammen. Sowohl im Körper drinnen als auch der Organismus mit der ganzen Schöpfung. Diese Tatsache ignoriert die offizielle Wissenschaft. Warum?

So ist es wenig verwunderlich, daß ausgerechnet die zu Unrecht belächelte und von vielen nicht anerkannte Naturheilkunde, die den Menschen in seiner Gesamtheit sieht, den Schlüssel zur Lösung gefunden hat. Aufgrund der neuen Trockenen-Augen-Studie, die wir in Zusammenarbeit mit dem Institut für Naturheilverfahren Marburg ausgearbeitet haben, konnten mittlerweile selbst schwerste Fälle, die völlig arbeitsunfähig waren, wieder zur Gesundheit finden. Die Diagnostik und Therapie der Studie wurden in erster Linie mittels der Elektroakupunktur nach Dr. Voll durchgeführt. Näheres zu diesem Naturheilverfahren im 4. Kapitel.

Bevor wir den Ursachenmechanismus und die Therapie des Trockenen Auges im Detail darstellen, möchten wir eines an dieser Stelle betonen: Unsere Absicht ist es nicht, die Schulmedizin ins Abseits zu schieben und die Fronten zwischen den zwei Welten - Schulmedizin und Naturheilkunde - weiter zu verhärten. Der Schulmedizin möchten wir mit diesem „Triumpf" der Naturheilkunde ein deutliches und ernstzunehmendes Zeichen setzen, daß sie offen für neue Sichtweisen werden sollte. Ansonsten disqualifiziert sie sich selbst über kurz oder lang. Die Ver-

2. Kapitel

einigung des technischen Know-how der Schulmedizin und das ganzheitliche Wissen der Naturheilkunde könnten ungeahnte Heilpotentiale freisetzen, zum Wohle der Patienten und der Krankenkassen!

3. Kapitel

Die Ursachen des Trockenen Auges

Wenn Sie Ihr Augenleiden loswerden wollen, müssen Sie ein wenig umdenken. Sie dürfen nicht erwarten, daß Ihr Arzt Ihnen die „richtigen" Pillen verschreibt und schwupp werden Sie gesund.

Lernen Sie Ihre Krankheit verstehen

Ihre Krankheit hat komplexe Ursachen, von denen höchstwahrscheinlich Ihr Augenarzt wenig Kenntnisse hat, da dieses Wissen in keinem Lehrbuch der Schulmedizin zu finden ist. Deshalb müssen Sie erst einmal selbst die Zusammenhänge verstehen, um die richtigen Schritte für Ihre Genesung veranlassen zu können. Haben Sie keine Angst, wir werden Sie nicht mit „medizinischem Fachchinesisch" konfrontieren, das ein Laie gar nicht verstehen kann.

Wir möchten Ihnen auf einfache Weise die Logik Ihrer Krankheit näherbringen. Sie brauchen dazu nichts weiter als Ihren gesunden Menschenverstand. Sie werden sehen, daß die Ursachen für Ihre Augentrockenheit nicht bei den Augen selbst zu finden sind, sondern im ganzen Körper und Ihrer Umwelt. Bereits vor 100 Jahren wies Pfarrer Sebastian Kneipp darauf hin: „Ein gesunder Körper hat auch ein gesundes Auge. Fehlt es an den Augen, so fehlt es auch am Körper." (aus: „So sollt Ihr Leben", Kneipp-Verlag)

Es wäre in diesem Fall sinnlos, sich auf spezialisierte Fachärzte zu verlassen. Der Augenarzt therapiert nur Ihre Augen. Der Zahnarzt Ihre Zähne. Keiner weiß, was der andere tut. Aber im Grunde müßten sie eng zusammenarbeiten, wenn Sie geheilt werden wollen.

Da dies in dem heutigen Spezialistentum praktisch unmöglich ist, müssen Sie selbst der „Manager" für Ihre Heilung werden. Behalten Sie den Überblick. Verstehen Sie, was die Spezialisten mit Ihnen tun. Sie entscheiden, zu welchem Arzt Sie gehen und haben Einfluß darauf, welche Therapien er durchführt. Sie regen ihn an, dieses oder jenes noch zu untersuchen. Nicht länger sind Sie der ahnungslose Patient, an dem oft erfolglose Routinebehandlungen durchgeführt werden.

Sicher, Sie könnten auch einfach zu einem ganzheitlich arbeitenden Naturheilmediziner gehen und sich ganz auf seine Erfahrungen verlassen. Vorweg: Die Naturheilkunde wird selbstverständlich eine große Rolle bei Ihrer Gesundung spielen. Aber trotzdem raten wir Ihnen: Verstehen Sie zuerst selbst die Logik Ihrer Krankheit und halten Sie die Zügel der Heilung fest in Ihrer Hand. Auch mit Naturheilkundlern können Sie ernüchternde Erfahrungen machen. Denn Naturheilkunde beruht auf sehr viel Erfahrung und Eigenengagement des Arztes. Und da man Erfahrung nicht einfach kaufen kann, kann es Ihnen bei der alternativen Medizin passieren, daß Sie einige Male in der „Sackgasse" landen, bevor Sie an den „Richtigen" geraten.

Werden Sie ein mündiger Patient, der sich nicht so leicht ein X für ein U vormachen läßt. Sie werden sehen, daß Sie durch diese Erkenntnisse auch geistig wachsen. Daß dieses Wissen auf viele andere Krankheiten sehr einfach übertragbar ist. Wir sind sicher, daß es sich in jedem Fall lohnen wird, sich intensiv mit Ihrer Gesundheit auseinanderzusetzen.

Logik der Krankheit

So ungewohnt folgende Betrachtungsweise auch sein mag, sie ist wichtig, um Gesundheit und Krankheit zu verstehen: Der menschliche Organismus folgt den selben Gesetzen wie ein Ökosystem in der Natur.

Um dies zu veranschaulichen, folgendes Beispiel: Betrachten wir einen gesunden Mischwald. Altersschwache Bäume werden von Käfern und Pilzen befallen. Sie leiten erste Schritte ein, den Baum zu zersetzen. Er stürzt zu Boden. Dort sorgen zahllose Mikroorganismen dafür, daß er, das Laub und alle anderen abgestorbenen Teile wieder zu Humus werden. Der Humus ist die Nahrung für neues Leben. Aus ihm wachsen neue Pflanzen. An deren Blüten laben sich Insekten. Die wiederum sind Nahrung für Vögel. Ein Lebewesen lebt vom anderen. Dabei halten sich alle Arten gegenseitig in der Waage. Es entsteht kein Müll, der sich irgendwo auftürmt. Alles was abstirbt, dient dem neuen Leben als Existenzgrundlage. Dieses System Wald funktioniert perfekt. Aufbau und Zerfall bewegen sich in einem großen Gleichgewicht. Keine Art stirbt aus, keine vermehrt sich in Massen. Der Wald ist gesund.

Beginnen wir, an diesem riesigen „Wald-Mobilee" zu manipulieren: Die alten Buchen und

3. Kapitel

Eichen (Mischwald) ersetzen wir durch gleichaltrige, schnellwachsende Fichten (Monokultur). Die Luft für den Wald verschmutzen wir mit Auto- und Industrieabgasen. Der Regen, der herniederfällt ist versauert. Wir rotten einige Tierarten aus. Den Grundwasserspiegel senken wir, indem wir Wasser verschwenden.

Was passiert nun? Durch die Luftverschmutzung und mangelndes Grundwasser werden die Bäume geschwächt. Obwohl sie gar nicht so alt sind, werden sie von Käfern befallen. Denn, wie erwähnt, haben sie in der Natur die Aufgabe, kranke Lebewesen wieder in den Nährstoffkreislauf zurückzuführen. Da nun sehr viele Bäume krank sind und das Artengleichgewicht im Wald gestört ist (zum Teil sind die natürlichen Feinde der Borkenkäfer verschwunden), haben die Käfer die besten Bedingungen für eine Massenvermehrung. Unzählige Käfer bohren sich in die Rinde der Fichten und schädigen den Wald weiter. Die Nadeln werden gelb. Die Äste lichter. Der Wald immer kränker. Es droht sein Absterben. Wir bezeichnen diese Krankheit als „Waldsterben".

An diesem Beispiel soll verdeutlicht werden, daß die Ursachen für die gelben, kranken Nadeln nicht in den Nadeln selbst zu suchen sind, sondern im Gesamtgefüge: In der verschmutzten Luft, im zerstörten Artengleichgewicht (Käferplagen) und so weiter.

Im übertragenen Sinne ist das Symptom *„gelbe Nadeln"* nichts anderes als das *Trockene Auge*. Genauso wie die „gelben Nadeln" ein untrügliches Zeichen dafür sind, daß das natürliche Gleichgewicht im Wald gestört ist, zeigen die „Trockenen Augen" an, daß der Gesamtorganismus des menschlichen

Körpers und seine Umwelt aus dem Gleichgewicht geraten ist.

Die Augenerkrankung läßt sich niemals heilen, indem man einfach Tränenersatz tropft. Übertragen wir diese Art der Therapie auf das Waldsterben, wäre das etwa so, als begännen die Förster, die gelben Fichtennadeln wieder grün zu pinseln...!

Fazit: Wir müssen herausfinden, welche Faktoren unser inneres Gleichgewicht stören. Nur wenn es gelingt, dieses Gleichgewicht wieder herzustellen, können Sie wirklich gesund werden.

Das Trockene Auge beginnt mit Versauerung und Immunschwäche

Was verstehen wir konkret unter dem Körpergleichgewicht? Im menschlichen Organismus existiert ein Säure-Basen-Gleichgewicht. Säuren und Basen liegen im Verhältnis von etwa 20 zu 80 vor. Wie in einer elektrischen Batterie der Säuregrad über die Leistungsfähigkeit entscheidet, so entscheidet der Säuregrad in unserem Körper über unseren Gesundheitszustand.

Nehmen die Säuren überhand, kommt es zu einer Störung der lebenswichtigen Stoffwechselabläufe. Zudem wird das Immunsystem geschwächt, mit verhängnisvollen Folgen. Denn das Immunsystem macht den Körper zu einer Schutzburg, mit zahllosen Wächtern und Soldaten. Sie sind perfekt aufeinander eingespielt, damit Eindringlinge, zum Beispiel Viren, Pilze oder Bakterien, keine Chance haben, dem Körper zu schaden.

Ist unser Immunsystem geschwächt und das Körpermilieu übersäuert, haben diese Schmarotzer ideale Bedingungen, den Körper zu besiedeln und zu schädigen. Es beginnt eine Kettenreaktion, die am Ende u.a. die Tränenproduktion beeinträchtigt. Sie führt also zum Trockenen Auge! Erst jetzt, am Ende der Kette, können Luftschadstoffe und all die anderen verstärkenden Faktoren (siehe 1. Kapitel) den labilen Tränenfilm angreifen, zerstören und die starken Augenbeschwerden hervorrufen.

Gehen wir aber der Reihe nach vor. Im Folgenden werden wir diese Kettenreaktion Schritt für Schritt darstellen.

Wodurch versauert der Organismus? Was zerstört das Immunsystem?

Das Krankwerden beginnt also mit Übersauerung im Körper und der Zerstörung des Immunsystems. Die Gründe dafür sind sehr vielfältig. Ein Überblick:

■ **Falsche Ernährungsgewohnheiten**

Es gibt Nahrungsmittel, die im Körper Säuren bilden und andere, die basisch wirken. Verzehren Sie überwiegend Säure bildende Nahrung, bringen Sie Ihr Säure-Basenverhältnis aus dem Gleichgewicht.

> **Zum Weiterlesen**
> „Das Säure-Basen-Gleichgewicht", von Christopher Vasey, Midena Verlag.

Das Kriterium für den Säuregrad in Lebensmitteln ist der Gehalt an Aminosäuren und Mineralstoffen. Säurebildende Nahrungsmittel sind beispielsweise Fleisch, Hartkäse, Süßigkeiten, Alkohol, raffinierte Produkte. Basisch sind die meisten Obst- und Gemüsesorten (vor allem roh), Pilze, frische Milch und stilles Mineralwasser. Die ideale Ernährung setzt sich zu einem Viertel aus Säurebildnern und zu Dreiviertel aus Basenbildnern zusammen.

■ Veränderte Nahrung

Nahrung in seiner natürlichen Form ist optimal auf den menschlichen Organismus abgestimmt. Jede Veränderung entwertet - mehr oder weniger - das Lebensmittel. Beispielsweise das Raffinieren des Zuckers. Zucker in der gebräuchlichen Form ist eine Konzentratnahrung, die nur „leere" Kalorien zuführt. Unsere Verdauung ist auf solch einen „Kunststoff" in keiner Weise eingestellt. Dem Zucker fehlen nämlich die Begleitstoffe, die ihm bei der Herstellung genommen wurden. Nicht nur Balaststoffe, sondern auch Vitamine, Mineralien und Spurenelemente. Für die Verdauung benötigt der Körper aber Vitamine. Und da der Zucker keine mitbringt, werden nun dem Organismus diese Stoffe entzogen. Auf diese Weise verarmt der Körper an Vitaminen. Das schwächt nicht nur das Immunsystem, sondern auch den ganzen Verdauungsapparat.

Eine ähnliche Schadwirkung haben all die anderen veränderten Nahrungsmittel. Beispiele: H-Milch, raffiniertes Salz, „verkochte" Nahrung, bestrahlte Lebensmittel (zur Konservierung), Fertigprodukte oder Auszugsmehl.

Sebastian Kneipp erklärte zum Auszugsmehl: „Wenn man einem Hunde nur Brot vom feinsten Mehl und Wasser gebe, so krepiere er in 40 Tagen. Mahlt man aber das ganze Korn, also mit der Scha-

---

Zum Weiterlesen

„Unsere Nahrung unser Schicksal", Dr. M.O. Bruker, Emu Verlag.

„Zucker, Zucker", Dr. M.O. Bruker, Emu Verlag.

le, und gibt ihm das aus diesem Mehl bereitete Brot, dann lebt er viele Jahre."

Wen wundert es, daß wir Deutschen jährlich Kosten von über 100 Milliarden DM durch ernährungsbedingte Krankheiten verursachen (laut der Deutschen Gesellschaft für Ernährungsmedizin)?

Der Manipulationsdrang unserer Lebensmittelproduzenten scheint erst richtig in Schwung zu kommen. Stichwort „Gentechnik". Können Sie sich vorstellen, daß genveränderte Nahrung besser sein soll, als die natürliche Variante? Es hat sich immer wieder erwiesen, daß das Natürliche genau das ist, was den Körper gesund erhält. Offiziell anerkannte Beweise für die Gefahren der Gentechnik fehlen genauso wie jene für die Unbedenklichkeit. Die Zukunft wird zeigen, ob wir eine der größten Irrwege gegangen sind.

> **Zum Weiterlesen**
> „Tatort Lebensmittelmarkt", Herbert Schäfer, Orac-Verlag.

■ **Gifte in der Nahrung**

Die Nahrung, als Treibstoff unseres Körpers, muß rein sein, und zwar so rein, wie es der „Motor" verlangt. Verschmutzes Benzin führt bei einem Auto zur Verstopfung des Treibstoffilters, mit der Folge: Der Wagen verliert an Kraft. Ist nun unsere Nahrung „unrein", ist das der erste Schritt, unseren „Motor" langfristig lahmzulegen.

Mit „unrein" ist nicht gemeint, daß etwas Erde am Salat hängt, oder der Apfel dunkle Stellen hat. Es geht um „Unreinheit", die man nicht sieht. Ein „unreiner" Apfel sieht äußerlich sogar oft schöner aus, wie ein „reiner"! Die saftigen, makellosen Früchte im Supermarkt sind nur deshalb so schön, weil man bei ihrem Anbau alles unternimmt, um Schadinsekten und „Unkräuter" zu vernichten. Genau diese Maßnahmen aber „verunreinigen" unsere Nahrung. Im Klartext bedeutet diese „Pflege", daß die heranwachsende Nahrung mit der Chemiekeule behandelt wird. Die Pestizide (Schädlingsbekämpfungsmittel) töten lebende Organismen ab. Unschöner Nebeneffekt dieser Maßnahmen: Die Gifte reichern sich in der Frucht oder im Gemüse an. Bei einer bundesweiten Untersuchung fand man in mehr als 50 Prozent der Kopfsalate Pestizidrückstände.

Unser „Treibstoff" ist also „unrein". Das versauert den Organismus und schädigt das Immunsystem.

Das Problem reicht aber noch weiter. Die Lebensmittelindustrie mixt zudem eine ganze Palette an Zusatzmittelchen in die Nahrung, die ebenfalls nicht immer harmlos sind. Sie kennen bestimmt auf den Verpackungen die Zahlencodes mit dem „E". Dahinter verbergen sich zum Beispiel Konservierungsstoffe, die notwendig werden, wenn Nahrungsmittel auf lange Reise gehen und lange haltbar bleiben sollen. E 250 bedeutet Natriumnitrit. Dieser Konservierungsstoff behindert den Sauerstofftransport in Ihrem Blut. Besonders für Säuglinge und Kleinkinder kann das gefährlich werden und zu Blausucht führen. Zusammen mit Eiweiß (beispielsweise mit gepökeltem Fleisch) können sich krebserregende Nitrosamine bilden.

E 407 steht für das Verdickungs- und Geliermittel Carrageen. Im Tierversuch wurden bei Nagern durch diese Stoffe Entzündungen und Geschwüre im Darm festgestellt, teilweise auch Veränderungen am Immunsystem. Während die Arbeits-

3. Kapitel

gemeinschaft Ökologischer Landbau (AGÖL) diese Zusatzstoffe für ihre Mitglieder verbietet, darf laut Anhang VI der EU-Verordnung Carrageen in Bioprodukten vorkommen!

Damit das Speiseeis nicht sofort vom Stiel rutscht und die Schokolade nicht gleich in den Händen zerschmilzt, wird der Eiscreme zuweilen das Verdickungsmittel E 466 - Carboxymethylcellulose - zugegeben. Dieses Produkt aus den Chemielabors, das übrigens auch in Ketschups, Milchshakes und vielen anderen Lebensmitteln Verwendung findet, soll nach schwedischen Untersuchungen dioxinhaltig sein - also: hochgiftig!

Nicht weniger problematisch ist die Palette der Farbstoffe, die großzügig eingesetzt werden vor allem bei Puddings, Likören, Limonaden und Colagetränken, Obstkonserven, Kunstspeiseeis, Käse, Fischerzeugnissen, Margarinen und bunten Süßigkeiten. Folgende Farbstoffe sind bekannt als Allergieauslöser: Tartrazin (E 102), Chinolingelb (E 104), Elborange S (E 110), Azorubin (E 122), Cochenillerot A (E 124), Brillant schwarz (E 151).

Selbst im Schnitzel oder Steak finden sich oftmals gefährliche Rückstände. Sie stammen von Tierarzneimitteln, die legal oder illegal in der Massentierhaltung eingesetzt werden. Zum Beispiel Hormone (Östrogene, Androgene, Clenbuterol), Antibiotika, Beruhigungsmittel (Beta-Blocker) oder Leistungsförderer, die bei kürzeren Mastzeiten zu einer höheren Ausbeute führen.

> **ZITAT**
>
> *„Der durchschnittlich informierte Verbraucher kauft heute bedenkenlos Massenprodukte mit einem Risikopotential, das zum langsamen Selbstmord bestens geeignet ist."*
>
> Wulf-Dietrich Rose, in „Gesünder Wohnen" 1/90.

Das Trockene Auge ist heilbar

Es ist paradox: Normalerweise nimmt ein Mensch Nahrung auf, um seine Gesundheit zu erhalten. Wir aber haben es geschafft, die Nahrung so zu manipulieren, daß sie Ursache von Krankheiten wird! Nach Schätzungen der amerikanischen Food and Drug Administration (FDA) nimmt jeder Bürger in den Industrienationen jährlich etwa 5 Pfund Chemikalien mit der Nahrung auf.

■ Gifte über die Haut

Ein nicht zu unterschätzendes Medium, um schädliche Substanzen dem Körper zuzuführen, ist die Haut. Denken Sie an den Allergietest beim Hautarzt. Allergene Substanzen werden einfach auf die Haut geklebt und können Beschwerden hervorrufen. Wir selbst hatten mehrere Tage daraufhin heftige Kopfschmerzen und Kreislaufprobleme durch die Substanz unter dem Pflaster.

So wundert es nicht, daß in jüngster Zeit immer häufiger Menschen aufgrund ihrer Kleidung erkranken. Denn was wir direkt auf der Haut tragen, ist nicht selten ein „Chemiekonzentrat". Rund 8000 Chemikalien werden in der Textilienherstellung verwandt! Der Stern (18/93) schrieb: „Wollte man alle in einem Bikini verwendeten Farben und Hilfsstoffe auflisten, wäre das Etikett größer als das Höschen."

Nicht minder bedenklich können Kosmetika oder Haarshampoos sein. Beispielsweise wurden sogar synthetische Nitromoschusverbindungen (Duftstoffe) in der Muttermilch nachgewiesen. Sie

---

Zum Weiterlesen

„Neue Kleider braucht das Land", eine Informationsschrift der Verbraucher Initiative. Gegen 3,- DM in Briefmarken bei Verbraucher Initiative e.V., Breite Str. 51, 53111 Bonn.

lagern sich vor allem im Fettgewebe ab. Moschus-Xylol gilt als krebsverdächtig. Moschus-Ambrette schädigt im Tierversuch das Nervensystem und löst Veränderungen im Erbgut aus. Und in Haarshampoos finden sich zuweilen das giftige Formaldehyd und halogenorganische Verbindungen, die Allergien auslösen können.

■ **Gifte über die Atemluft**

Der dritte Weg, wie Schadstoffe in Ihren Körper gelangen können, ist über die Lunge. Sie kennen bestimmt die Warnhinweise auf Farben oder Klebern, daß die Dämpfe gesundheitsschädlich seien. Nehmen Sie diese Warnungen ernst? Im Rahmen unserer Studie fanden wir bei 47,2 Prozent der Patienten chronische Vergiftungen vor allem durch Lindan, PCP, Formaldehyd und Blei.

Gifte lauern in unserer Gesellschaft praktisch überall: Aus vielen Spanplatten der Möbel dämpft Formaldehyd aus. Teppiche werden oft mit Pyrethroiden gegen Motten behandelt. Diese hochkarätigen Gifte gegen unerwünschte Krabbeltierchen werden auch in Supermärkten, Hallenbädern, Krankenhäusern, Kuhställen, Privatwohnungen oder Bäckereien versprüht. An Bananen- oder Orangenschalen haften Thiabendazol oder Diphenyl (Gifte gegen Schimmelpilz). Matratzen sind in der Regel mit chemischen Flammschutzmitteln behan-

> **Zum Weiterlesen**
>
> „PCP nicht nur in Holzschutzmitteln - Ein Wirkstoff vor Gericht", von U. Jüdt-Duve/N. Jüdt; Vorsatz-Verlag.
>
> „Gifte im Alltag", von M. Daunderer, Verlag C.H. Beck.
>
> „Handbuch der Umweltgifte", ecomed Verlag
>
> „Kunststoffe: Kein Freispruch für PVC", eine Informationsschrift der Verbraucher Initiative. Gegen 4 DM in Briefmarken bei Verbraucher Initiative e.V.; Breite Str. 51, 53111 Bonn.

delt. Viele CD-Player und Fernseher enthalten Dioxine und Furane. Universalverdünner Toluol. Ledersprays für Schuhe beinhalten meist Teerfarbstoffe und synthetische Emulgatoren. 1983 wurden über 600 Vergiftungsfälle durch diese Schuhpflegemittel registriert. Lindan entweicht aus so mancher gestrichenen Holzdecke. PCP (Pentachlorphenol) befindet sich in Tapetenklebern. PCB (Polychlorierte Biphenyle) in Farben, Papieren und Imprägnierungsmitteln. Und so weiter und so fort! PCP und PCB sind zwar in Deutschland seit 1989 wegen ihrer hohen Giftigkeit verboten. Jedoch dämpfen sie Jahrzehnte lang in die Raumluft aus, so daß noch heute zahlreiche Wohnungen durch sie belastet sind.

In diesem Zusammenhang spielt auch die durch den Straßenverkehr, Industrie und Haushalte verschmutzte Luft eine bedeutende Rolle. Sie greift nicht nur den Tränenfilm von außen an (z.B. Ozon), sondern sie belastet den Körper über die Lunge innerlich und schwächt ebenso das Immunsystem.

Die Abgasmenge, die wir jährlich in unsere Atemluft stoßen, überschreitet jedes Vorstellungsvermögen. Dennoch möchten wir einige Zahlen nennen: 3 Millionen Tonnen Stickstoffoxide (NOx), 6 Millionen Tonnen Methan, 9 Millionen Tonnen Kohlenmonoxid (CO), rund 1,5 Millionen Tonnen Staub, knapp 3 Millionen Tonnen flüchtige, organische Verbindungen. Alles in einem Jahr. Alles in unserem Land.

Zum Weiterlesen

„Ozon-Alarm", von Jürgen Seibert, Verlag die Werkstatt.

3. Kapitel

■ **Gifte im Mund**

Beispiel 1: Amalgam

Eine der größten Vergiftungsmöglichkeiten befindet sich in etwa 95 Prozent aller deutschen Gebisse: Amalgam - Zahnplomben aus Quecksilber.

Die Ergebnisse unserer Pilot-Studie haben ergeben, daß 83,3 Prozent der Trockenen Augen-Patienten eine Quecksilbervergiftung haben. Wir glauben, daß in den meisten Fällen Amalgam eine Hauptrolle bei der Entstehung des Trockenen Auges spielt. Deshalb möchten wir im folgenden genauer auf die Amalgamproblematik eingehen.

Auch wenn Sie momentan keine Amalgamplomben in den Zähnen tragen, muß das nicht heißen, daß Sie nicht durch Quecksilber vergiftet sind. Vielleicht hatten Sie in früheren Jahren dieses Füllmaterial in den Zähnen. Der Körper speichert das Quecksilber über viele Jahre hinweg. Oder Ihre Mutter hatte während der Schwangerschaft Amalgamplomben im Mund, und somit das Gift an Sie „weitervererbt". Es ist unbestritten, daß das Quecksilber der Mutter sich im Embryo anreichert. Dies belegte der Gerichtsmediziner Prof. Gustav Drash aus München.

Im Durchschnitt trägt jeder Bundesbürger zwölf Amalgamfüllungen im Mund. Das entspricht einem Gewicht von drei bis vier Gramm reinen Quecksilbers. Bereits 1 Gramm Quecksilber hätte tödliche Wirkung, würde man es jemandem spritzen. Wir vertragen die große Menge nur, weil sie zunächst in der relativ ungiftigen *metallischen* Form vorliegt. Problematisch ist, daß Quecksilber schon bei 20 Grad Celsius verdampft. Und in dieser Form als *Dampf* ist es sehr giftig. Da im Mund manchmal sogar Temperaturen von 40 Grad herrschen, wird kontinuierlich aus den Plomben Quecksilberdampf frei und vom Körper aufgenommen. Verstärkt wird die Quecksilberfreisetzung auch durch festes Kauen, fluorhaltige Zahnpasten, heiße und saure Getränke und Speißen, rauchen oder Kaugummikauen. Wissenschaftler an der Universität Erlangen ermittelten, daß durch Kaugummikauen der Quecksilbergehalt im Speichel den Grenzwert für Quecksilber im Trinkwasser sogar um das 190fache übersteigt!

> **Zum Weiterlesen**
>
> „Handbuch der Amalgam-Vergiftungen", Dr. Max Daunderer, ecomed Verlag.
>
> „Amalgam, das Gift in aller Munde?", eine Informationsschrift der Verbraucher Initiative. Gegen 3,- DM in Briefmarken bei Verbraucher Initiative e.V., Breite Str. 51, 53111 Bonn.

Auch wenn in der Öffentlichkeit sehr kontrovers diskutiert wird und viele Zahnärzte die Gefahren leugnen: Amalgamplomben müssen in jedem Fall beseitigt werden!

Es gibt zahlreiche Therapiestudien, die zeigen, daß nach einer erfolgreichen Zahnsarnierung und Entgiftungstherapie die unterschiedlichsten Beschwerden verschwinden. Zu diesem Ergebnis kam auch die Marburger Amalgam-Studie des Instituts für Naturheilverfahren. Die Wissenschaftler untersuchten, inwieweit sich an 200 chronisch kranken Patienten die insgesamt 40 Krankheitssymptome der Patienten verbesserten. Darunter waren Allergien (z.B. Heuschnupfen), chronische Infekte, Nervenerkrankungen, Haarausfall und Zahnfleischbluten. Das Ergebnis ist beeindruckend: Niedriger Blutdruck stieg in 45 Prozent der Fälle. Antriebsschwäche verschwand zu 62 Prozent. Rückenschmerzen ließen zu 63 Prozent nach. Migräne besserte sich in 72 und

3. Kapitel

Rheuma in 90 Prozent der Fälle. Insgesamt erfolgte bei 80 Prozent der Beschwerden eine Besserung!

Diese Heilungserfolge von oft „unheilbaren" Krankheiten durch die Zahnsanierung bestätigen auch die Selbsthilfegruppen, die bundesweit etwa 60.000 Patienten betreuen. Sie bilden die bisher größte Gruppe geschädigter Patienten. „Bei den inzwischen über fünfzig Beratungsstellen melden sich täglich hunderte Betroffene, die an „unerforschten" Krankheiten leiden und von der Schulmedizin oft mit schwersten Medikamentenbomben bis hin zu starken Antibiotika und Psychopharmaka erfolglos behandelt werden", erklärt Manfred Klewers, von der Patienteninitiative Amalgam- und Zahnmetallgeschädigter Niedersachsen. „In 90 Prozent der Fälle erzielen wir eine gravierende Besserung oder Heilung". Und es klingt oft wie Zauberei: So heilte Multiple Sklerose im Anfangsstadium wieder aus. Ein Blinder konnte nach dem Zahnarztbesuch wieder sehen. Und ein Tauber erhielt sein Hörvermögen zurück. „Wo jedoch bereits Organschäden entstanden sind, ist wenig zu retten. In jedem Fall aber lassen die Schmerzen nach."

Diese Angaben, die weltweit immer wieder bestätigt werden, sollten Beweis genug sein, daß Amalgam gefährlich ist.

Lassen Sie uns noch ein wenig weiter in diese Thematik eindringen, um Ihnen ein Gefühl zu geben, welche Macht die Wirtschaft hat und welche untergeordnete Rolle die Gesundheit der Menschen im politischen Geschehen spielt.

> **ZITAT**
>
> *„Es wird dann wahrscheinlich festgestellt werden, daß das gedankenlose Einführen von Amalgam als Füllstoff für Zähne ein schweres Vergehen an der Menschheit gewesen ist."*
>
> Prof. Dr. A. Stock (1926)

Sehen wir uns die Anfänge des Amalgams an: Kaum war der Zahnfüllstoff 1833 in den USA auf dem Markt, wurde es wenige Jahre später bereits verboten. Unbekannte Krankheiten traten nämlich auf, die man auf das Quecksilber zurückführte. Zahnärzte, die nach dem Verbot weiterhin das Amalgam einsetzten, wurden von der Berufsärztekammer ausgeschlossen. Man nannte sie verachtend „Quacksalber".

Aber das Verbot war nur von kurzer Dauer. 1860 wurde es auf den Druck der Industrie hin wieder aufgehoben. Plötzlich galt Amalgam als wertvolles Füllmaterial, weil es billig und leicht zu verarbeiten war. Selbstverständlich häuften sich nun die Quecksilbervergiftungen. Man schaute aber weg und dementierte Berichte über sie. Die neue Krankheit hieß „Neurasthenie", sie war ganz einfach „psychosomatisch" verursacht!

Mittlerweile hatte Amalgam auch in Europa seinen Siegeszug angetreten. Aber unbemerkt blieb seine gesundheitsschädigende Wirkung auch in Deutschland nicht. So brach 1926 ein „Amalgamkrieg" aus. Der anerkannte Chemie-Professor Dr. Alfred Stock, Direktor des Max-Planck-Instituts Berlin, wies schon damals durch zahlreiche Versuche nach, daß Quecksilber aus Amalgamplomben austritt und vom Körper aufgenommen werden kann. Er sagte: „Es wird dann wahrscheinlich festgestellt werden, daß das gedankenlose Einführen von Amalgam als Füllstoff für Zähne ein schweres Vergehen an der Menschheit gewesen ist."

Vielleicht wäre damals Amalgam in Deutschland verboten worden, wenn nicht der 2. Weltkrieg dazwischen gekommen wäre. Denn in den 60er Jahren argumentierten die Zahnärzte so, als hätte es nie einen Professor Stock gegeben.

3. Kapitel

Heute ist das wirtschaftlich und technisch vorzügliche Amalgam der meist verwendete Füllstoff. Alleine in der Bundesrepublik Deutschland werden jährlich rund 40 Millionen Amalgamfüllungen gelegt. Das entspricht einem Verbrauch an Quecksilber von mehr als 20 Tonnen, das sich übrigens irgendwann in der Natur wiederfindet: Quecksilber steht in der höchsten Gefährdungsklasse für Wasser, das Amalgamträger beispielsweise mit ihren Exkrementen verunreinigen. So korreliert die Quecksilberkonzentration der Süßwasserfische mit der von den Zahnärzten verwendeten Amalgammenge. Nicht umsonst müssen heute Zahnärzte das Amalgam in speziellen Abscheidern als Sondermüll entsorgen.

Der Amalgamstreit flackerte nach dem Krieg langsam wieder auf. Allen Kritikern voran: Der Münchner Toxikologie Dr. Max Daunderer, der selbst fast zwei Jahrzehnte lang die Zahnärzte bezüglich Amalgam beruhigte, bis „wir durch Zufall bei einem 10jährigen Mädchen im Koma als alleinige Ursache ihrer chronischen Quecksilbervergiftung fünf Amalgamfüllungen entdeckten." Daunderer wies mittlerweile an über 10.000 Patienten Vergiftungen nach. „Wir sind überrascht über die Folgeschäden der chronischen Vergiftung. Wir halten es für möglich, daß allein in Deutschland jährlich Tausende unter den Zeichen des Herzversagens bzw. Schlaganfalles an Amalgamfolgen sterben." Weiter schreibt Daunderer in seinem „Handbuch der Amalgamvergiftungen": „Nicht überraschend, aber um so deprimierender für mich ist der Anteil der betroffenen (Klein-)Kinder, deren Schäden ihr Leben für immer beeinflussen werden. Sie sind das empfindlichste Glied unserer Gesellschaft und leiden besonders stark unter den Amalgamschäden. Nach unseren bisherigen Beobachtungen dürften in der ehemaligen Bundesrepublik Deutschland ca. zwei Millionen Personen durch Amalgam schwer geschädigt sein."

Trotz allen Erkenntnissen bleibt die schulmedizinische Zahnärzteschaft hart und verteidigt Amalgam. Warum? Zwischen der offiziellen Zahn- bzw. Schulmedizin und den Alternativ-Ärzten besteht ein tiefer Bruch. Beide Gruppen leben in völlig getrennten Welten. Es ist fast unmöglich kritische Amalgamstudien in Zahnärztezeitschriften zu publizieren. Gegenseitiges Informieren findet kaum statt, außer durch die allgemeine Presse und vor allem über den Druck der Patienten.

Es ist auch nicht zu erwarten, daß ein Professor von heute auf morgen seinen Studenten das Gegenteil lehrt von dem, was er Jahrzehnte unterrichtete. Für Dr. Bernhard Weber vom Institut für Naturheilverfahren in Marburg, der sich viele Jahre für ein Amalgamverbot einsetzte, ist es nur noch eine Frage der Zeit: „Neue Meinungen setzen sich nicht durch, alte sterben aus!"

Der Amalgamkonflikt spitzt sich zu. Gegen den größten Amalgamhersteller Degussa AG, Frankfurt, läuft derzeit ein Ermittlungsverfahren wegen zahlreichen schwersten nachgewiesenen Amalgamvergiftungen einschließlich Todesfällen (Az: 65 Js 17084.4/91). Über 600 Opfer haben sich der Stranzeige angeschlossen.

Das Unternehmen hat mittlerweile die Produktion des Amalgams eingestellt. Gleichzeitig hat Degussa den Zahnärzten angeboten, kostenfrei restliches Amalgam gegen Kunststofffüllungen einzutauschen. Amalgamhersteller unterliegen nämlich der strengen Produkthaftungspflicht. „Wenn der größte Hersteller von Amalgam nicht mehr bereit ist, die

3. Kapitel

Gefährdungshaftung der Produkthaftpflicht zu tragen, kann niemand mehr ignorieren, daß die Verwendung von Amalgam als Zahnfüllungen potentiell gefährlich sein kann", informiert die Kassenzahnärzliche Vereinigung (KZV), Westfalen Lippe, ihre Mitglieder in einem internen Schreiben. „Wer das ignoriert, läuft auch als Zahnarzt Gefahr, beim Auftreten von Schäden beweisen zu müssen, daß sie nicht vom Amalgam herrühren", heißt es weiter. „Sie sind zu einer umfassenden Beratung eines jeden Patienten verpflichtet." Im Klartext: Der Patient muß über jede mögliche Nebenwirkung rechtzeitig informiert werden, daß er in seiner Entscheidung frei ist und frei wählen kann, welche Therapie er wünscht.

In der Realität aber kamen bislang die meisten Ärzte ihrer Aufklärungspflicht nie nach. Deshalb fordern mittlerweile mehrere Amalgamgeschädigte Schadensersatz und gehen juristisch gegen ihre Zahnärzte vor. Die KZV stellt weiter klar: „Wird der Versicherte nicht ausreichend aufgeklärt, ist seine Einwilligung in die zahnärztliche Maßnahme unwirksam, der Heileingriff damit rechtswidrig - es liegt ggf. Körperverletzung vor."

Diese deutlichen Worten bewegten viele Ärzte zum Handeln. Sie lassen plötzlich den Patienten eine Erklärung unterschreiben, daß er über alle Gefahren und Alternativen aufgeklärt wurde. „Wichtig ist, daß eine Helferin bei der Aufklärung anwesend ist," rät die KZV weiter, „damit über Umfang und Inhalt Beweis geführt werden kann."

Die Patienteninitiativen erwarten eine Prozeßwelle, wenn die ersten Urteile gefällt sind, denn fast 70 Millionen Menschen in Deutschland tragen Amalgamfüllungen in den Zähnen und kaum einer wurde von seinem Zahnarzt über Nebenwirkungen aufgeklärt.

Beispiel 2: Palladium-Kupfer in Zahnmetallen

Inzwischen ist neben Amalgam auch Palladium-Kupfer in Goldkronen und -brücken ins Kreuzfeuer der Kritik geraten. Dies ist ein Metall, das ebenfalls giftig auf den Organismus wirkt. Im Rahmen unserer Studie ermittelten wir, daß 63 Prozent der Patienten eine Palladiumbelastung hatten, die in Verbindung mit dem Trockenen Auge stand.

Wie kommt es, daß solch ein Material überhaupt als Zahnersatz zum Einsatz kommt? Man wollte Geld sparen. 1986 ersetzten unsere Politiker die hochprozentigen Goldlegierungen durch sogenannte Palladium-Basis-Legierungen. Zur Auswahl standen Palladium-Kupfer und Palladium-Silber. Weil Palladium-Kupfer einfacher zu verarbeiten ist, entschieden sie sich für diese Variante. Ob das Material verträglich für den Menschen ist, wurde nicht geprüft. Wenig später kam das böse Erwachen: Die ersten Palladiumvergifteten. Loni Weber, von der Interessensgemeinschaft der Zahnmetallgeschädigten: „Wir haben mittlerweile über 3000 Personen mit Schäden durch Palladium-Kupfer-Legierungen: Zungenbrennen, Schwindel, Lähmungen, Gelenkschmerzen und vieles mehr." Aufgrund ihres engagierten Einsatzes wurden Wissenschaftler auf das Problem aufmerksam. Verschiedene Studien bestätigen mittlerweile die Gefährlichkeit. Und so mußte das Bundesinstitut für Arzneimittel und Medizinprodukte (ehemals Bundesgesundheitsamt) reagieren. Es empfahl, auf Palladium-Kupfer zu verzichten.

3. Kapitel

Die Verantwortung für den Schaden tragen die Zahnärzte. Sie haben gegen ein Gesetz verstoßen, das ihnen die Verwendung jener Materialien verbietet, für die kein Verträglichkeitsnachweis vorliegt. Und der fehlt für Palladium-Kupfer bis heute!

Seit Oktober 1995 ist dieses Material endlich aus der kassenärztlichen Regelversorgung ausgeschieden. Es wurde ersetzt durch Kobald-Chrom- und Nickellegierungen. Aber trotzdem kein Grund zur Entwarnung. Etwa 10 Prozent der Bevölkerung leidet an einer Nickelallergie! Für jene Menschen wäre eine Nickel-Brücke unerträglich. Hinzu kommt, daß wieder keine dieser Legierungen biologisch geprüft sind! Niemand weiß genau, welche Folgen diese Metalle für den Organismus haben.

Dieser Exkurs hinter die Kulissen gesundheitspolitischer Angelegenheiten soll verdeutlichen, daß es in unserem Land nicht immer vorrangig um das Wohl der Menschen geht. Vielmehr sind knallharte kommerzielle Interessen im Spiel, leider auf Kosten der Bevölkerung!

■ Elektrosmog

Die Liste der „Immunkiller" geht noch weiter: Elektrische Felder, die durch Elektrogeräte, Stromkabel, Fernleitungen, Radargeräte usw. erzeugt werden, wirken sich ebenso negativ auf den menschlichen Organismus aus. Dieser Sachverhalt wird noch immer von vielen Menschen geleugnet. Aber die inzwischen vorliegenden Forschungsergebnisse, wie die Studie der US-Umweltbehörde EPA, lassen eine Verharmlosung des Problems nicht mehr zu. Selbst elektrische Feldstärken, wie sie in jedem Haushalt auftreten, können sich krankmachend auswirken. In der EPA-Studie wurde sogar der Verdacht bestätigt, daß die elektromagnetischen Felder Leukämie bei Kindern auslösen können.

■ Medikamente

Antibakteriell wirkende Antibiotika zerstören die natürliche Darmflora und schädigen somit das Immunsystem. Auch die Kortisone wirken negativ auf die natürliche Abwehr. Fragen Sie deshalb Ihren behandelnden Arzt, ob eine alternative Behandlung möglich ist.

■ „Psychische Vergiftung"

Das Trockene Auge hat in der Regel nicht nur materielle Ursachen. Genauso wie die Umweltgifte schwächen geistige Ursachen das Immunsystem und bringen das Säure-Basengleichgewicht aus dem Lot. Es besteht kein Zweifel daran, daß durch negative Empfindungen, wie Ängste, Pessimismus, Trauer, Mißtrauen, Neid, Schwermut, Zukunftsangst, Groll oder Haß die körperliche Abwehr geschwächt wird. Der Mensch besteht aus Körper, Geist und Seele. Zusehr ist er in unserer High-Tech-Gesellschaft auf seelisch-geistigem Gebiet „unterernährt".

Ein Problem ist, daß viele Patienten vor allem *durch* ihre Beschwerden an Depressionen leiden und somit einen Teufelskreis in Gang setzen. So verderben Augenschmerzen die „gute Laune", die Mißstimmung schwächt weiter das Immunsystem und dies fördert wiederum das Trockene Auge, wie wir im Folgenden zeigen werden.

3. Kapitel

Wenn das Immunsystem geschädigt ist...

Lassen Sie das Gesagte in Ihrem Geist revuepassieren. Die Gifte in der Nahrung, in der Kleidung, in der Umwelt, in den Zähnen... Diese Skandale sind nur ein winziger Ausschnitt aus unserer täglichen Realität, die Sie höchstwahrscheinlich gar nicht wahrnehmen! Denn Verantwortliche, die Politiker, Konzerne, Werbefachleute und gekaufte Wissenschaftler spiegeln Ihnen eine heile Welt vor, die es überhaupt nicht mehr gibt!

All diese Faktoren, die Ihren Organismus versauern lassen und Ihr Immunsystem zerstören, sind im übertragenen Sinne wie Steine, die Sie in Ihren „Rucksack" nach und nach stecken. Je mehr Steine Sie hineinpacken, desto schwerer wird die Last. Irgendwann brechen Sie unter dem Rucksack zusammen. Das ist der Moment, in dem die Krankheit durchbricht.

Das heißt also, Ihr Körper puffert eine gewisse Menge Gifte und andere Belastungen problemlos ab. Amalgam kann ohne spürbare „Nebenwirkungen" in Ihren Zähnen seine Dienste tun. Es kommt immer darauf an, wie viele Belastungsfaktoren gleichzeitig auf Ihren Körper einwirken und ob diese „schwer" genug sind, Sie in die Knie zu zwingen.

...halten gefährliche Schmarotzer Einzug

Wenn der Körper übersauert und das Immunsystem geschädigt ist, stehen Tür und Tor offen für vielerlei Schmarotzer und Schädlinge. Zum Beispiel für Viren, Bakterien oder Pilze. Zweifellos ist unser Körper auf Mikroorganismen angewiesen. In unserem Verdauungstrakt leben normalerweise etwa 400

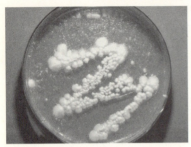
Candida albicans-Kultur

Pilzsymptome:

- Konzentrationsschwäche
- Blähungen
- Verstopfung
- Durchfall
- Blasenentzündung
- Scheidenentzündung
- Belegte Zunge (Soor)
- Sodbrennen
- Heißhungerattacken
- Mestruationsbeschwerden
- Windelausschlag beim Säugling
- erhöhte Leberwerte
- Arthritis (rheumatische Beschwerden)
- Unterzuckerung

Arten! Es gibt aber einige, die in uns Schaden anrichten können. Um diese dreht es sich im Folgenden. Allen voran der Hefepilz *Candida albicans*, der sich insbesondere im Darm, unserem Hauptimmunorgan, ansiedelt. Er ist nur einer von etwa einem Dutzend krankmachender Hefen. Sie brauchen zum Leben keinen Sauerstoff. Deshalb können sie sich im Darm einnisten. Unter optimalen Bedingungen verdoppelt sich Candida albicans dort alle 20 Minuten. Aus 100 Pilzzellen können in einer Nacht etwa 10 Millionen werden! Dabei vergären sie Kohlehydrate bzw. Zucker, ihre Leibspeise, zu Gasen. Die Folgen sind ständige Blähungen, Druckgefühl oder sogar Schmerzen. Man fühlt sich ausgelaugt. Letzte Immun- und Energiereserven mobilisiert nun der Körper gegen die unliebsamen „Gäste". Doch die Pilze sind überlegen. Sie betreiben auf heimtückische Weise „biologische Kriegsführung". Mittels Giften und Fuselalkoholen, den sog. Canditoxinen, blockieren sie die Bildung von Abwehrstoffen, die der Körper gegen die Pilze einsetzen würde. Gleichzeitig greifen sie in den Blutfett- und Blutzuckerspiegel ein, sowie in den Hormonhaushalt. Die Pilzgifte schädigen die Leber, worauf Fehlleistungen im gesamten Stoffwechsel entstehen. Zum Beispiel kann die Bildung der Verdauungssäfte gestört werden. Und Verdauungsschwäche fördert wiederum das Pilzwachstum!

Pilze im Darm verursachen Nahrungsmittelallergien

Die Pilze und die entstehenden Gärungssäuren greifen die Darmwände an und machen sie durchlässiger. Unverdaute Nahrungsteile können durch die „poröse" Darmwand gelangen und verbreiten sich im Organismus. Alarm für das Immunsystem: Er bildet Antikörper, die genau zum „Fremdstoff" passen, wie der Schlüssel zum Schloß. Bei jedem weiteren Kontakt mit den als „schädlich" eingestuften Nahrungsmitteln reagieren die Antikörper und es kommt zu einer allergischen Reaktion. Eine Nahrungsmittelallergie oder -unverträglichkeit ist entstanden.

Nahrungsmittelallergien lösen Trockenes Auge aus

Diese Allergien und Unverträglichkeitsreaktionen vor allem auf Nahrungsmittel äußern sich schließlich in der Fehlleistung der Tränendrüsen. Sie lösen direkt das Trockene Auge aus!

Wir sind am Ende der Kettenreaktion für die Entstehung des Trockenen Auges angelangt. Und Sie sehen, wie viele Schritte ablaufen müssen, bis die Krankheit spürbar wird. Das Symptom Trockene Augen ist also nur die kleine sichtbare Spitze eines großen, verborgenen Eisbergs.

Erwähnt sei in diesem Zusammenhang, daß

auch Pilzgifte (von Candida albicans, Aspergillus niger oder Mucor racemosus) sowie Zusatzstoffe in Lebensmitteln allergisch und somit „austrocknend" aufs Auge wirken können.

Hauptverantwortlich für die Augentrockenheit sind aber die Nahrungsmittelunverträglichkeiten. Obwohl die Unverträglichkeiten auf Pilztoxine recht häufig sind, spielen sie in der Regel eine untergeordnete Rolle. Die Trockenheitsreaktion ist bei weitem nicht so stark wie jene durch Nahrungsmittel.

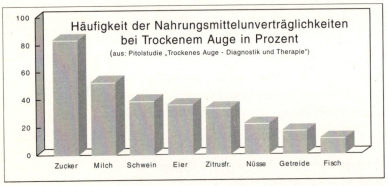

In der Regel erfolgt die Reaktion auf ein allergenes Nahrungsmittel sehr schnell. Wenn Sie täglich oder regelmäßig die unverträgliche Nahrung verzehren, zum Beispiel ein Marmeladenbrot zum Frühstück, werden Sie die spezifische Reaktion auf Ihre Augen nicht bewußt spüren. Sie haben dann einen stetig labilen Tränenfilm und je nach Luftbelastung (z.B. Ozonwerte) sind die Beschwerden stärker oder schwächer. Es dauert mindestens vier bis fünf Tage, bis die Nahrung komplett wieder aus dem Körper ist. Erst dann klingt das Symptom ab. Im Kapitel Therapie werden wir näher darauf eingehen.

Übrigens: Die Nahrungsmittelallergien äußern

3. Kapitel

sich keineswegs nur in Trockenen Augen. Sie können eine ganze Reihe weiterer Symptome auslösen. Zum Beispiel:

- Chronische Müdigkeit
- Benommenheit
- Über- oder Untergewicht
- Schwellungen an Händen/Fußgelenken
- Schwindelanfälle
- Chronischer Schnupfen
- Bronchitis
- Asthma bronchiale
- Neurodermitis
- Herzrythmusstörungen
- Blutdruckschwankungen
- „Absterbende" Finger
- Migräne
- Trockener Mund

An dieser Stelle möchten wir auf das Sjögren-Syndrom zurückkommen, das sich ja meist in dem Trias Trockene Augen, trockener Mund und Arthritis (Rheuma/Gelenksentzündung) äußert. Vor dem Hintergrund der krankmachenden Wirkungen durch Nahrungsmittelallergien und Pilze im Darm, liegt die Vermutung sehr nahe, daß das rätselhafte Sjögren-Syndrom nichts weiter ist, als ein weit fortgeschrittenes Stadium der beschriebenen Kettenreaktion. Bestärkt wird diese Theorie durch die Beobachtungen des Amalgamgegners Max Daunderer aus München, der in seiner Liste der Folgekrankheiten durch Amalgamvergiftungen das Sjögren-Syndrom eingereiht hat (Handbuch der Amalgamvergiftungen).

Der Gewinner des Sicca-Preises (vgl. 1. Kapitel) belegte in seiner Forschungsarbeit, daß Trokkene Augen-Patienten häufig an Diabetis (Zuckerkrankheit) leiden. Da Diabetispatienten oft auch unter Pilzbefall leiden, schließt sich auch hier der Kreis!

Die Ursachenkette ist ein eisernes Naturgesetz

Vergegenwärtigen wir uns nocheinmal die beschriebene Ursachenkette für das Trockene Auge. Alles begann mit Umweltgiften, unnatürlicher Nahrung, falschen Eßgewohnheiten und negativem Streß, die unser inneres Gleichgewicht, das Immunsystem, zerstören. Da diese Faktoren einen immer größeren Raum in unserem Leben einnehmen, wundert es kaum, daß das Trockene Auge derart beängstigend zunimmt. Und da sich kaum jemand diesen krankmachenden Einflüssen entziehen kann, müßten über lang oder kurz die meisten Menschen erkranken. Nicht zwangsweise am Trockenen Auge. Symptome brechen im allgemeinen an den individuell verschiedenen Schwachpunkten im Körper durch.

Je länger man über das Problem nachdenkt, desto klarer wird, daß sich unsere Gesellschaft in einem Strudel der Selbstzerstörung befindet.

Im Grunde aber ist dieser dramatische Prozeß nur ein eisernes Naturgesetz. Erinnern wir uns an das Beispiel mit dem Wald: In einem gesunden Wald - stellvertretend für die menschliche Gesellschaft - werden die altersschwachen Baumriesen von Käfern, Pilzen und anderen Zersetzern befallen. Sie haben die Aufgabe, den absterbenden Baum wieder in den Naturkreislauf zurückzuführen. Das ist nicht nur sinnvoll, sondern dringend notwendig. Zum einen macht der Baum Platz für neues Leben, zum anderen ist seine zersetzte Holzmasse (Humus) die Nahrung der jungen Pflanzen.

Ist das natürliche Gleichgewicht im Wald gestört, zum Beispiel durch die Luftverschmutzung, beginnen bereits die jungen Bäume zu kränkeln. Ihr „Immunsystem" ist dadurch angeknackst. In diesem Wald beginnen die Käfer und Pilze schon an den jungen Bäumen zu nagen und wollen sie wieder in den Kreislauf zurückführen. Das ist auch sinnvoll. Denn ein Wald kann nur richtig leben, wenn er richtig gesund ist. Also sorgt die Natur dafür, daß nur die gesunden Bäume stehen bleiben. Die Kranken werden sozusagen recycelt. Ein Gesetz der Natur.

Genau dieses Gesetz gilt für die menschliche Gesellschaft. In einer gesunden Gesellschaft mit gesunden Menschen werden erst die uralten Menschen (die durchaus über 120 Jahre alt werden können!), wenn sie schwach und gebrechlich geworden sind von krankmachenden Pilzen befallen, da am Lebensende ihr Immunsystem nicht mehr voll funktionstüchtig ist. Biologisch gesehen müssen verstorbene Menschen wie alle Lebewesen wieder in den Nährstoffkreislauf zurückgeführt werden. Die Pilze leiten dafür - wie die Käfer beim Baum - die ersten Schritte ein.

In einer kranken Gesellschaft mit Menschen, die durch Umweltgifte, Streß, falscher Ernährung und so weiter geschwächt sind, beginnen die Pilze schon bei jungen Menschen verfrüht den „Zersetzungsvorgang" einzuleiten, weil ihr Immunsystem angeknackst ist, wie natürlicherweise bei uralten Menschen. Die Trockenen Augen sind im Grunde ein untrügliches Zeichen dafür, daß dieser Prozeß im Gange ist.

Wie beim Wald sorgt die Natur dafür, daß *nur* eine *gesunde* Gesellschaft langfristig überlebt. Wenn

Sie nichts gegen Ihre Leiden unternehmen würden, kommen bald weitere Beschwerden hinzu. Ihr Körper „zerfällt" immer weiter. Schauen Sie sich die Leidensgeschichten von Sicca-Patienten im fortgeschrittenen Stadium an. Nicht selten setzen Rheuma, Polyarthritis, Multiple Sklerose, Herzbeschwerden ein... Der Körper wird „planmäßig" zugrundegerichtet.

Das soll kein Grund zur Besorgnis sein. Als Menschen haben wir den Bäumen gegenüber einen Vorteil. Wir können aktiv diesen Zersetzungsproʒeß in uns stoppen und rückgängig machen. Genau das möchten wir Ihnen in den folgenden Kapiteln vermitteln.

3. Kapitel

Das Trockene Auge ist heilbar

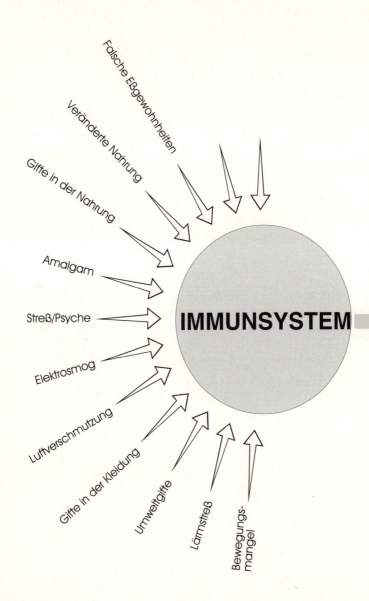

3. Kapitel

Die Ursachenkette des Trockenen Auges

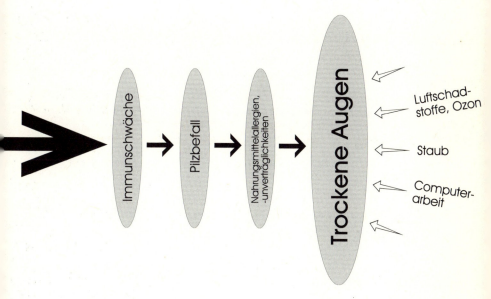

4. Kapitel

Die Diagnose

Ihr Trockenes Auge ist die Spitze eines unsichtbaren Eisbergs, der sich in Ihrem Körper aufgebaut hat. Eine Kette von Reaktionen muß ablaufen, bis die Tränendrüse „versiegt", sofern die Beschwerden nicht durch Medikamente wie Betablocker, Vitamin A-Mangel oder Verätzungen (siehe 1. Kapitel) ausgelöst wurden. Ständige Giftattacken aus dem täglichen Leben, psychische Belastungen und falsche Ernährungsgewohnheiten schwächen das Immunsystem. Pilze halten Einzug und zerstören die Darmwand. In der Folge entstehen Nahrungsmittelallergien und -unverträglichkeiten, die sich schließlich in der Augentrockenheit äußern.

So einfach diese Ursachenkette klingen mag, im Detail variiert sie sehr und ist bei jedem Patient anders gelagert.

Um die Therapie einleiten zu können, müssen Sie genau wissen, welche Faktoren Ihr Immunsystem geschädigt haben, welche Pilze Sie befallen haben und auf welche Nahrungsmittel Sie unverträglich reagieren.

Es gibt eine Reihe von Diagnosemöglichkeiten. Wir konzentrieren uns vor allem auf jene, mit denen wir persönlich gute Erfahrungen gemacht haben.

4. Kapitel

Nahrungsmittelallergien und -unverträglichkeiten feststellen

Haut- und Laboruntersuchungen (z.B. Bluttest/ RAST) liefern in vielen Fällen ein sehr ungenaues Bild bezüglich den Nahrungsmittelunverträglichkeiten. Deswegen möchten wir nicht näher auf diese Methoden eingehen.

■ Eßtest/Provokationstest

Ein relativ exaktes Ergebnis der vorhandenen Unverträglichkeiten liefert der sogenannte Eß- oder Provokationstest. Meiden Sie für fünf Tage eine Lebensmittelgruppe, zum Beispiel alle Zuckerarten (auch Fruchtzucker/Obst und Honig) oder alle Getreidearten usw.

Nach dieser knappen Woche Abstinenz essen Sie diese gemiedene Lebensmittelgruppe in nicht minderer Menge. Sollten Sie auf die Lebensmittel allergisch sein, so müßten Sie jetzt verstärkt Beschwerden verspüren. Beispielsweise Kopfschmerzen, Kreislaufprobleme oder natürlich Trockene Augen.

Um aus der Lebensmittelgruppe (z.B. Getreide) die allergene Nahrung (z.B. Weizen) genau zu bestimmen, müssen Sie den Test ein paar mal wiederholen, um schrittweise das allergene Lebensmittel „einzukreisen".

Diese Methode ist sehr zeitaufwendig. Aber Sie können dafür dem Ergebnis vertrauen. Sie haben schließlich bewußt am eigenen Leib die Reaktion auf ein Nahrungsmittel gespürt. Übrigens: In der Regel reagiert man besonders auf jene Nahrungsmittel unverträglich, die man häufig gegessen hat.

Ein wichtiger Hinweis in diesem Zusammenhang: So manche vermeindliche Nahrungsmittelallergie entpuppt sich als Unverträglichkeit auf Zusatzstoffe in der Nahrung. Zum Beispiel Farbstoffe, Konservierungsmittel, Emulgatoren, Zuckeraustauschstoffe, Süßstoffe oder Pestitzide (Pflanzenschutzmittel). Wir selbst waren mehrmals verblüfft, daß wir auf Butter aus dem Supermarkt heftige Reaktionen verspührten, bei Butter aus dem Naturkostladen (kontrolliert biologischer Anbau) waren wir beschwerdefrei. Dasselbe erlebten wir mit Äpfeln, Schlagsahne, Brot und so weiter. Das heißt: Sie können einige Ihrer vermeindlichen Nahrungsmittelunverträglichkeiten sofort beseitigen, indem Sie statt der Supermarktware die kontrolliert-biologisch erzeugte Naturkost wählen.

■ **Ernährungsprotokoll**

Ein hilfreiches Instrument bei der Klärung der Nahrungsmittelallergien ist das Ernährungsprotokoll. Notieren Sie alle Zutaten Ihrer Mahlzeiten und Ihren Gesundheitszustand. So können Sie leicht Vergleiche anstellen, nach welchen Mahlzeiten Sie wie reagieren.

Zum Weiterlesen

„Naturärzte-Wegweiser" (Verzeichnis von über 4500 Ganzheitsmedizinern u.a.), Norbert Messing, Verlag Ganzheitliche Gesundheit.

„Die Elektroakupunktur", von Heinrich Rossmann/ Franz Binder, Kösel Verlag

■ **Elektroakupunktur nach Dr. Voll (EAV)**

Schnelle und relativ zuverlässige Erkenntnisse über das allergische Geschehen in Ihrem Körper liefert die Elektroakupunktur nach Dr. Voll. Es handelt sich um ein verfeinertes Diagnoseverfahren, mit dem wir persönlich gute Erfahrungen gemacht haben. Sie trägt jenen Anforderungen Rechnung, die Sie für die Diagnose Ihrer Krankheit benötigen. (Näheres zur Methode siehe Infokasten). Besitzt Ihr Therapeut einen Computer für die Testung, hat er eine Vielzahl von Nahrungsmitteln eingespeichert, die er alle an Ihnen in kurzer Zeit testen kann. Leider findet hier meist keine Unterscheidung statt zwischen gespritzter und ungespritzter Nahrung, gekochter und ungekochter usw. Wenn Sie zum Beispiel auf Haselnüsse allergisch reagieren, könnte es sein, daß Sie diese Nüsse geröstet durchaus vertragen. Sie sollten also die EAV-Diagnose durch Eigenversuche verfeinern (siehe Eßtest).

Ihr Therapeut sollte nicht nur die Allergien an dem „Allergiepunkt" messen. Wichtig ist, welche Nahrungsmittel am sogenannten „Augenpunkt" stören. Bitten Sie Ihren Tester, in erster Linie die Unverträglichkeiten an diesem Punkt (Lymphpunkt 2a) zu messen.

Grundsätzlich sollten Sie wissen: Nicht jeder Arzt, der ein EAV-Gerät besitzt, ist gleichzeitig ein guter Tester. Dazu ist viel Erfahrung und Routine erforderlich. So kommt es, daß zwei verschie-

Elektroakupunktur

Der Patient wird an einen nicht spürbaren Stromkreis „angeschlossen". Mit einem Meßgriffel drückt der Arzt auf einen der Akupunkturpunkte an der Hand oder am Fuß, um den elektrischen Widerstand zu messen. Diese Stellen sind „Knotenpunkte" der Energiebahnen (Meridiane) des Körpers, die direkt mit den Organen verbunden sind. Das Meßergebnis gibt nun Aufschluß über den Zustand einzelner Organe und Ursachen der Störung (Gifte, Viren, Pilze etc.). Feinste Ursachen und Zusammenhänge für Beschwerden können aufgespürt werden, wo die herkömmliche Labormedizin und Röntgenapparat versagen müssen. EAV-Ärzte haben sich als Spezialisten für viele chronische und „unheilbare" Krankheiten entwickelt. Sie warnten bereits vor der Gefährlichkeit von Contergan und DDT, als noch niemand daran dachte.

dene Tester zu zwei verschiedenen Ergebnissen kommen können.

Lassen Sie sich von der EAV nicht abschrecken, wenn in einigen Büchern die EAV in Frage gestellt wird. Wir haben bei einigen Autoren nachgehakt und es stellte sich heraus, daß Ihr negatives Urteil über dieses Diagnose- und Heilverfahren auf Fehlinformationen, Vorurteilen und Mißverständnissen beruht. Längst gibt es wissenschaftliche Studien, die die Wirksamkeit bestätigen.

Ein großer Nachteil der EAV ist, daß die meisten Tester sich ihre Sitzung hoch bezahlen lassen. Die Preise für zwei Stunden schwanken zwischen 180 und 1500 Mark! Ein Preisvergleich lohnt. Adressen von EAV-Ärzten können Sie bei der Internationalen Gesellschaft für Elektroakupunktur nach Dr. Voll oder beim Institut für Naturheilverfahren Marburg erfragen. Bitte einen frankierten Rückumschlag beilegen.

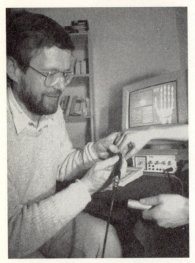

EAV-Testung. Mit einem Meßgriffel drückt der Arzt auf einen Akupunkturpunkt an der Hand des Patienten.

■ **Seli-Test**

Ähnlich wie die Elektroakupunktur arbeitet der Seli-Test. Es handelt sich um eine sogenannte Mikrokausaldiagnostik, für die nur vier Reflexpunkte benötigt werden. Sie ist verhältnismäßig einfach zu bedienen und liefert in kurzer Zeit ein genaues Bild über den Körper. Eine Seli-Testung ist in der Regel preisgünstiger als EAV. Etwa 1100 Ärzte arbeiten derzeit mit diesem Test in Deutschland. Adressen über Therapeuten erfahren Sie bei der Firma Lichtenberg. Auch hier den frankierten Rückumschlag nicht vergessen.

Beachten Sie bitte die Informationen „Selbsthilfegruppe gründen" am Ende des Buches: Für solch eine Gruppe bietet es sich an, ein Seli-Testgerät zu kaufen. Gemeinsam mit der Firma Lichtenberg bieten wir Selbsthilfegruppen die Möglichkeit, dieses Testverfahren zu erlernen.

Pilz-Diagnose

■ **Elektroakupunktur nach Voll und Seli-Test**

Adressen

■ von EAV-Ärzten können Sie anfordern gegen einen frankierten Rückumschlag bei der Internationalen Gesellschaft für Elektroakupunktur nach Dr. Voll: Am Sender 3, 47533 Kleve. Oder: Institut für Naturheilverfahren. Uferstr. 4, 35037 Marburg.

■ von Seli-Testern, ebenfalls gegen einen frankierten Rückumschlag, bei der Fir-ma Lichtenberg, Im Michelseifen 5, 35644 Hohenahr.

Auch bei der Pilzdiagnose raten wir Ihnen zur EAV oder dem Seli-Test. Auf einfache und schnelle Art und Weise wissen Sie über Ihre „Untermieter" im Darm bescheid. Ihr Tester sollte nicht nur auf Candida albicans untersuchen. Er sollte auch andere Pilzarten durchtesten. Zum Beispiel Candida glabrata.

■ **Stuhluntersuchung**

Wenn Ihnen ein EAV- oder Seli-Test aus finanziellen Gründen nicht möglich ist, da die gesetzlichen Krankenkassen die Kosten in der Regel nicht erstatten, können Sie bei Ihrem Haus- oder Hautarzt eine Stuhluntersuchung machen lassen. Im Labor wird damit eine Pilzkultur angelegt und deren Wachstum beobachtet.

Diese Methode bringt nicht immer ein objektives Ergebnis. Denn die Pilze sind im Darm und Stuhl ungleichmäßig verteilt. Wenn Sie Pech haben, schicken Sie ausgerechnet jenen Teil Ihres Stuhls ein, in dem keine Pilze „hausen". Deshalb sollten Sie bei der Entnahme der Stuhlprobe folgende Hinweise beachten: Stochern Sie vor der Probenentnahme rund 25 mal im Stuhlmaterial. Entnehmen Sie dann an mindestens acht verschiedenen Stellen jeweils eine erbsengroße Probe. Essen Sie am Tag vor der Probe Sauerkraut und ballaststoffreiche Kost. Und trinken Sie zwei bis drei Eßlöffel verdünnten oder puren Obst- oder Weinessig. Das führt dazu, daß die an der Darmwand haftenden Pilze den Kontakt verlieren und folglich im Stuhl nachweisbar sind. Bleibt der Befund negativ, sollten Sie die Untersuchung unbedingt wiederholen.

Lassen Sie sich den Laborbefund vom Arzt zeigen oder besser als Kopie aushändigen. Unser Arzt behauptete, es läge kein Pilzbefall vor, obwohl auf dem Laborbericht ein positiver Befund vermerkt war! Das Problem ist, daß noch heute das Thema „krankmachende Pilze" verhängnisvollerweise von vielen Ärzten, insbesondere von Internisten, bagatellisiert oder gar ignoriert wird, obwohl es wissenschaftlich längst abgesichert ist. Sie zählen die Pilze fälschlicherweise zu der normalen Darmflora! Ein Umdenken ist zwar im Gange. Aber bevor die Lehrbücher umgeschrieben sind, werden noch viele Jahre vergehen. Lassen Sie sich also nicht verunsichern, wenn ein Arzt Sie an den Psychiater verweist, nachdem Sie ihn auf krankmachende Pilze im Darm angesprochen haben...! Empfehlen Sie ihm das

---

Zum Weiterlesen

„Mykosen des Verdauungstraktes", Siegfried Nolting, Medi Verlag.

4. Kapitel

Buch „Mykosen des Verdauungstraktes" (Medi-Verlag), das das aktuelle Wissen über Pilzinfektionen für Ärzte zusammenfaßt.

Diagnose der „Immunkiller"

■ **Elektroakupunktur nach Voll und Seli-Test**

Das Feld der Belastungsfaktoren für das Immunsystems ist sehr weit. Gerade hier ist die EAV und der Seli-Test den meisten Diagnoseverfahren überlegen. Auf verhältnismäßig kostengünstige Weise läßt sich innerhalb kurzer Zeit ein ganzheitliches Bild der störenden Faktoren erstellen. Ihr Tester sollte so viel „Immunkiller" wie möglich testen: Zahnmetalle (Quecksilber, Palladium, Kupfer), Chemikalien bzw. Umweltgifte (Pyrethroide, Lindan, Formaldehyd, Toluol, etc.), Elektrostreß usw. Er sollte auch überprüfen, ob psychische Belastungen bei Ihnen eine Rolle spielen. Selbst das ist mit diesen Testverfahren möglich.

■ **Zahnpaß**

Stellt sich heraus, daß beispielsweise Palladium-Kupfer oder Quecksilber ein Störfaktor in Ihrem Organismus ist, sollten Sie von Ihrem Zahnarzt prüfen lassen, ob dies von Ihren Zahnmetallen herrührt. Bitten Sie ihn, einen Zahn- oder Legierungspaß auszustellen. In diesem sind alle Bestandteile Ihrer Zahnmetalle aufgelistet. Falls dies nicht möglich ist, können Sie von Ihrem Zahnmetall eine kleine „Probe" entnehmen und im Labor analysieren lassen.

Wenn Ihr Zahnarzt den Legierungspaß nicht ausstellen möchte, erklären Sie ihm, daß das Bun-

> **Zum Weiterlesen**
>
> „Legierungen in der zahnärztlichen Therapie", Bundesamt für Arzneimittel und Medizinprodukte, ISBN 3-89254-178-1.

> **Adressen**
>
> Interessensgemeinschaft der Holzschutzmittel-Geschädigten e.V., Unterstaat 14, 51766 Engelskirchen.

desamt für Arzneimittel und Medizinprodukte (ehemals Bundesgesundheitsamt) empfohlen hat, diesen Paß dem Patienten auszuhändigen. Diese Empfehlung finden Sie in der Broschüre „Legierungen in der zahnärztlichen Therapie".

■ Innenraummessung

Wenn die EAV- oder Seli-Testung ergeben hat, daß Sie zum Beispiel eine Vergiftung durch Holzschutzmittel (u.a. Lindan) haben, sollten Sie in jedem Fall die Quellen des Giftes ausfindig machen. Das kann zu einer wahren Detektivarbeit werden. Es könnte zum Beispiel sein, daß in Ihrer Wohnung die Holzdecke damit gestrichen wurde. Sie würden sich immer wieder von neuem vergiften. Auch wenn die Decke vor 20 Jahren eingebaut wurde, können noch immer giftige Dämpfe frei werden. Mittlerweile haben einige Krankenkassen die Innenraumbelastung als möglichen Krankheitsverursacher erkannt. In einigen Bundesländern werden die Kosten für diese Messung übernommen.

■ Lebensstil kritisch „abklopfen"

Sie sollten im Rahmen der Diagnose Ihren Lebensstil selbstkritisch abklopfen. Um gesund zu werden, müssen nicht nur Vergiftungen beseitigt werden. Höchstwahrscheinlich werden Sie Ihren Lebensstil ein wenig ändern müssen. Das betrifft zum Beispiel Ihre Ernährung: Essen Sie regelmäßig? Ernähren Sie sich vollwertig? Essen Sie viel Zucker? Kauen Sie ausreichend oder schlingen Sie hastig die Mahlzeit herunter?

Ein anderer Bereich, den Sie auch in jedem Fall beleuchten sollten, ist Ihr seelisches Befinden. Wie erwähnt, kann das Trockene Auge neben den materiellen Ursachen auch geistige haben. Materielle Ursachen können nur mit einer materiellen Therapie beseitigt werden. Geistige Ursachen verlangen nach geistigen Methoden. Liegen nun gravierende geistige Ursachen zugrunde und Sie therapieren ausschließlich mit materiellen Methoden, werden Sie kaum wahren Erfolg haben. Deshalb prüfen Sie wirklich selbstkritisch Ihr Befinden:

Sind Sie zufrieden mit sich?
Sind Sie oft glücklich?
Sind Sie aggressiv?
Haben Sie Freude am Leben oder ist Ihnen alles gleichgültig?
Leiden Sie unter Ängsten?
Sind Sie ausgeglichen oder oft gestreßt?
Gönnen Sie sich ausreichende Entspannungsphasen?
Fühlen Sie sich in Ihrer Umgebung wohl?
Haben Sie einen regelmäßigen Lebensrhythmus?
Sind Sie Optimist oder Pessimist?

Bitte nehmen Sie diese Aspekte ernst, wenn Sie gesund werden wollen. Negatives Denken kann den ganzen Heilungsprozeß zu einem zähen Kampf werden lassen und ihn sogar zum Scheitern bringen.

5. Kapitel

Die Therapie

Wenn Sie die Diagnose abgeschlossen und möglichst genau geklärt haben, welche Faktoren für Ihre Krankheit verantwortlich sind, beginnen Sie mit der Heilungstherapie. Sie werden wahrscheinlich schon ahnen, daß die Therapie, die wir Ihnen nun vorstellen, nicht ohne einer gehörigen Portion Ausdauer und Selbstdisziplin möglich ist. Sie wird Auswirkungen auf viele Lebensbereiche haben. Der Verzicht jedoch auf viele liebgewonnenen Dinge wird Ihnen nicht schwer fallen, wenn Sie den Erfolg der Therapie am eigenen Körper verspüren. Und das könnte schon in wenigen Tagen sein, wenn Sie es schaffen, alle Nahrungsmittel, auf die Sie allergisch reagieren, zu meiden.

Allergene Nahrungsmittel meiden

Sie wären kein Einzelfall, wenn Sie auf etwa 20 Lebensmittel gleichzeitig allergisch sind. Wie bereits erwähnt, reagieren Patienten in der Regel ausgerechnet auf jene Lebensmittel unverträglich, die sie sehr häufig gegessen haben. Was tun, wenn plötzlich Zukker, Weizen, Schweine- und Rindfleisch, Eier, Zitronen, Tomaten, Milch und Hefe von dem Speisezettel verschwinden?

5. Kapitel

Es gibt in jedem Fall genügend Alternativen für Sie. Sie müssen sich lediglich mit der Vielfalt unserer Nahrungsmittel genauer beschäftigen. Zum Beispiel können Sie Kartoffeln durch Topinambur ersetzen. Weizen durch Dinkel. Gerade an Getreidesorten gibt es eine große Auswahl: Quinua, Buchweizen, Amaranth, Kamut, Gerste, Hafer uvm. Wenn Sie Hefebrote nicht vertragen, probieren Sie es mit Broten, die mit Sauerteig oder Backferment gebacken wurden. Wer auch dies nicht verträgt, sollte auf Chapatis (Brotfladen) ausweichen. Sehr nahrhaft mit hohem Eiweißgehalt sind zum Beispiel Hülsenfrüchte. Eine gute Alternative, wenn Sie auf Fleisch und Milchprodukte verzichten müssen. Wenn Sie auf die üblichen Brotaufstriche allergisch reagieren, versuchen Sie es mit gekeimten Sprossen oder Nußmusen, die ohne Zusatzstoffe in Naturkostläden angeboten werden.

Zum Weiterlesen
„Das große GU Vollwert Kochbuch", Doris Birk (Hrsg.), Gräfe und Unzer

Grundsätzlich sollten Sie darauf achten, daß Ihre Nahrungsmittel keine chemischen Zusätze enthalten. Wie bereits erwähnt, könnte es sein, daß Sie statt auf das Nahrungsmittel selbst nur auf die Zusatzstoffe allergisch reagieren.

Versuchen Sie nun, so konsequent wie möglich die für Sie unverträglichen Nahrungsmittel zu meiden. Machen Sie sich immer wieder bewußt: Ein Nahrungsmittel braucht bis zu fünf Tage, bis es wieder aus dem Körper ist und nicht mehr allergen wirkt. Das heißt: Wenn Sie auf einer Party ausnahmsweise ein kleines Stückchen Kuchen naschen, obwohl Sie eine Zuckerunverträglichkeit haben, könnte es sein, daß Sie in den darauffolgenden Tagen wieder an Ihren alten Beschwerden leiden. Es werden nicht nur

Ihre Augen wieder trocken und kratzig, sondern Ihre Energien schwinden dahin, da der Körper mit aller Kraft versucht, gegen die Allergene anzukämpfen. Sie fühlen sich müde und ausgelaugt. Diese Energien aber benötigt Ihr Organismus dringend für den Heilungsprozeß!

Falls sich die Besserung Ihrer Augenbeschwerden nach spätestens einer Woche Verzicht der allergenen Lebensmittel nicht einstellt, sollten Sie sehr kritisch Ihren Speiseplan überprüfen, ob nicht doch irgendwo ein für Sie unverträgliches Nahrungsmittel versteckt war. Zum Beispiel Eier in den Nudeln oder Zucker im Ketchup, Kakao und Limonade. Es könnte auch sein, daß Sie allergisch auf die Pilzgifte reagieren. Das heißt, daß Sie erst nach dem Verschwinden der Pilze im Darm völlig symptomfrei werden können.

Diese „Allergiediät" ist selbstverständlich keine Dauertherapie. Wenn der Körper wieder zu seinem natürlichen Gleichgewicht gefunden hat, verschwinden nach und nach die Unverträglichkeiten. Bitte achten Sie auch darauf, daß Sie trotz eingeschränktem Speisezettel sich ausgewogen ernähren, damit Sie keine Mangelerscheinungen bekommen. Wir raten Ihnen, dies unter der fachkundigen Betreuung eines Ernährungsberaters oder Arztes vorzunehmen. Er wird Ihnen gegebenenfalls notwendige Nahrungsergänzungsmittel empfehlen. Nehmen Sie in keinem Fall willkürlich die Vitamine und Mineralien ein. Eine Überdoses kann zu Schäden führen.

Ratsam ist auch, daß Sie nicht jeden Tag dasselbe essen. Versuchen Sie, täglich die Zutaten zu wechseln (Rotationsdiät). Damit beugen Sie wirkungsvoll vor, neue Allergien zu entwickeln.

5. Kapitel

Giftquellen ausschalten

Der wichtigste Schritt der Therapie ist, Ihr Immunsystem wieder zu „beleben". Schalten Sie die wichtigsten Vergiftungsquellen aus. Sie würden sich ansonsten immer wieder von neuem vergiften und Ihr Immunsystem belasten.

- **Innenraumbelastung**

> **Adressen**
> Initiative gegen Gift e.V., Lindenstr. 8, 76307 Karlsbad.

Wenn die Innenraumluft Ihrer Wohnung stark mit chemischen Dämpfen belastet ist, zum Beispiel durch die Holzschutzmittel Ihrer Holzdecke oder Wände, sollten Sie so viel lüften wie möglich. Das mindert das Problem, löst es aber nicht. Ideal ist, das belastete Material gegen neues, ungiftiges auszuwechseln. Eine akzeptable Alternative dafür wäre ein spezieller Anstrich, der die Schadstoffe „maskiert" (z.B. von der Firma Livos). Das Holz wird dadurch versiegelt, so daß keine giftigen Dämpfe mehr austreten können. Sie würden ansonsten immerfort Ihr Immunsystem belasten.

Herrscht an Ihrem Arbeitsplatz eine starke Giftbelastung, so werden Sie wahrscheinlich Überzeugungsgabe entwickeln müssen, um dem gegenzusteuern. Sie sollten sich auf jeden Fall um eine Lösung bemühen. Vielleicht können Sie ja innerbetrieblich die Räumlichkeiten wechseln oder einfach eine Atemschutzmaske benutzen. Im Umgang mit gefährlichen Stoffen müssen die Arbeitnehmer laut Gesetz informiert werden. Sind die Grenzwerte der Schadstoffe in Ihrem Betrieb überschritten, so muß der Arbeitgeber handeln!

■ Zahnsarnierung

Wahrscheinlich hat sich während der Diagnose herausgestellt, daß Sie, wie die meisten Menschen, gefährliche Zahnmetalle im Mund haben oder hatten: Amalgam oder Palladium-Kupfer. Beides muß in jedem Fall entfernt werden. Suchen Sie einen Zahnarzt auf, der Erfahrungen hat mit einer solchen Zahnsarnierung und der am besten aus Überzeugung kein Amalgam einbaut. Bei einem Amalgambefürworter kann es Ihnen passieren, daß er Sie von der „Unschädlichkeit" Ihrer Plomben überzeugen will und Sie Ihr Ziel nur durch zähe Diskussionen erreichen. Wenn Ihre Suche nach dem richtigen Arzt erfolglos bleibt, können Sie sich an den Bundesverband der naturheilkundlich tätigen Zahnärzte in Deutschland e.V. (BNZ) oder die Internationale Gesellschaft für Ganzheitliche Zahn-Medizin e.V. (GZM) wenden. Gegen einen Rückumschlag, versehen mit DM 2,-- Porto, erhalten Sie dort eine Auflistung entsprechender Ärzte und deren Anschriften.

Der Zahnarzt sollte bei der Amalgamentfernung:
1. mit einem langsamdrehenden Bohrer arbeiten,
2. nicht alle Füllungen aufeinmal beseitigen, sondern nach und nach, wegen der erhöhten Quecksilberdampfbelastung,
3. Sie mit einem sogenannten „Kofferdam" schützen. Das ist ein Gummischlitztuch, das in den Mund

Adressen

von ganzheitlichen Zahnärzten erhalten Sie gegen einen frankierten Rückumschlag mit DM 2,- Porto bei:

■ Bundesverband der naturheilkundlich tätigen Zahnärzte in Deutschland e.V. (BNZ), Mühlenweg 1, 50996 Köln

■ Internationale Gesellschaft für Ganzheitliche Zahn-Medizin e.V. (GZM) Franz-Knauff-Str. 2-4, 69115 Heidelberg.

5. Kapitel

so eingelegt wird, damit die giftigen Dämpfe abgehalten werden und Sie den Amalgamstaub nicht verschlucken.

Bei starker Quecksilbervergiftung ist es ratsam, bereits einige Tage vor dem Zahnarzttermin die Entgiftung zu beginnen, die wir in diesem Kapitel noch ausführlich beschreiben werden.

Wichtig ist auch, daß eine Zahnsarnierung nicht in der Schwangerschaft oder Stillzeit vorgenommen werden darf, da die zusätzlich freiwerdenden Dämpfe dem Kind schaden können.

Wenn Ihr Amalgam und Palladium-Kupfer entfernt ist, sollten Sie nicht sofort ein neues Metall (Hochgold!) in die Zähne einsetzen lassen. Das behindert die Quecksilberausleitung aus den Kieferknochen. Sie sollten ersteinmal Provisorien wählen. Für Inlays und kleine Löcher bestehen sie aus Glasionomerzement oder Zement. Für Kronen und Brücken aus Kunststoff, deren Verträglichkeit Sie in jedem Fall individuell für Ihren Körper mit EAV austesten lassen sollten.

Die meisten gesetzlichen Krankenkassen bezahlen diese Zahnsarnierung nicht. Es sei denn, Sie haben eine Allergie auf Quecksilber oder Palladium. Diese Möglichkeit sollten Sie ausnutzen, wenn Sie die Kosten nicht selbst bezahlen können oder wollen. Ihr Hautarzt führt die entsprechende Untersuchung mit dem sogenannten Epikutantest durch. Die Zahnmetallsubstanzen werden Ihnen unter ein Pflaster auf den Rücken geklebt. Liegt eine Allergie vor, so reagiert die Haut unter dem Pfla-

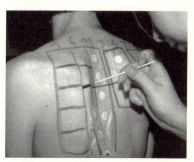

Epikutantest

ster mit einer Rötung. Es kann aber auch sein, daß die Substanzen auf dem Rücken Befindlichkeitsstörungen auslösen. Wenn diese zu heftig werden, sollten Sie den Test vorzeitig abbrechen.

Für die Therapie Ihrer Trockenen Augen hat dieser Allergie-Test keine Bedeutung, da ja nicht die Allergie auf Zahnmetalle entscheidend ist, sondern die Vergiftung durch diese. Das sind zwei verschiedene Dinge, die nichts miteinander zu tun haben.

Adressen

Amalgamberatungstelefon: 06421/66379. Für DM 20,- erhalten Sie eine Telefonberatung und das Buch „Krank durch Amalgam - und was nun?" (mit einer Adressenliste der Selbsthilfegruppen).

Interessensgemeinschaft der Zahnmetallgeschädigten e.V., Postfach 1222, 35621 Rechtenbach.

Die richtigen Kronen und Brücken

Irgendwann stellt sich unweigerlich die Frage: Welcher Zahnersatz soll nun endgültig in meine Zähne?

Kronen und Brücken sollten entweder durch *hochwertiges* Gold (ohne Palladium-Kupfer) oder Keramik gefertigt sein. Aber Vorsicht bei der Auswahl der Metall-Legierungen. Es gibt über 900 verschiedene! Achten Sie bei der Legierung darauf, daß Palladium-Kupfer nicht oder nur in Spuren enthalten ist. Extrem hochwertiges Gold für Brücken ist nicht möglich, weil es zu weich ist. Lassen Sie sich vor dem Einsetzen schriftlich die genaue Zusammensetzung der Metalle zeigen. Besser noch, Sie bitten Ihren Zahnarzt, je ein Probeplättchen der Legierungen, die für Sie in Frage kommen, ausleihen zu dürfen. Mit EAV oder Seli-Test können Sie die Verträglichkeit der Proben individuell für Ihren Körper überprüfen. Grundsätzlich sollten Sie darauf achten, daß in Ihrem Mund nur *eine* Legierungsart für alle Inlays, Kronen und Brücken verwendet wird.

Amalgamersatz

Für Amalgam gibt es mehrere Alternativen. Pauschale Ratschläge sind kaum möglich. Das sollten Sie individuell mit Ihrem Arzt besprechen. Hier ein kurzer Überblick über die heute gebräuchlichen Amalgam-Alternativen:

Glasionomer-Zement

Für Füllungen, die keinem starken Kaudruck ausgesetzt sind, empfiehlt sich Glasionomer-Zement (mineralischer Zement). Er ist gut verträglich und leicht zu verarbeiten. Weil er aber nicht abriebfest ist, kann er aufgrund hoher Druckbelastung im Backenzahnbereich nur begrenzt eingesetzt werden. Seine Lebensdauer beträgt nur zwei bis drei Jahre.

Kunststofffüllungen

Stabiler sind Kunststofffüllungen (Composite), die schon lange für Frontzähne verwendet werden. Aber auch Kunststoffe sind nicht universell einsetzbar. Das vorhandene Loch muß von anätzbarem Zahnschmelz umgeben sein, um eine ordnungsgemäße Füllung legen zu können. Problematisch ist, daß der Kunststoff während der Aushärtungsphase schrumpft und ein Randspalt entsteht. Dadurch können Bakterien in den Zahn eindringen und zu Karies führen. Deshalb muß der Patient seine Kontrolltermine (halbjährlich) einhalten. Die Lebensdauer dieser Füllungen beträgt vier bis fünf Jahre.

Kritiker aber warnen vor diesem Material: Composite können Formaldehyd abgeben und Allergien verursachen.

Hochgoldinlays

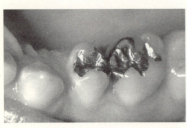

Hochgoldinlay

Eine weitere Alternative für Amalgam sind Einlagefüllungen (Inlays) aus Edelmetall. Das Gold wird durch Metalle wie Platin oder Silber beständig gemacht. Viele der gegossenen Einlagefüllungen sind 15 Jahre im Mund, einzelne sogar 40. Sie besitzen die erforderliche Abriebfestigkeit und Stabilität für den Backenzahnbereich. Es läßt sich auch ein perfekter Randschluß erzielen: Bakterien haben geringste Chancen. Kostenpunkt: 300 bis 900 Mark.

Das Gold sollte, wie bei den Kronen und Brücken so hochprozentig wie möglich sein. Und wie bereits erwähnt, ist es ratsam, nur eine Legierungsart im Mund für alle Inlays, Kronen und Brücken zu verwenden und vorher die Verträglichkeit austesten!

Kunststoff- und Keramikinlays

Wer auf zahnfarbenen Füllstoff wert legt, kann sich Keramikinlays anfertigen lassen. Möglich sind auch Kunststoffinlays, die aber wie die Composite umstritten sind. Die wichtigste Voraussetzung für diese Inlays ist: Rundum müssen sie von gesundem Zahnschmelz umgeben sein. Da die Oberfläche der Keramik sehr hart ist, kann es an der natürlichen Bezahnung im Gegenkiefer zum Abrieb kommen. Außerdem ist die Keramik bruchanfällig und ihre Lebensdauer vergleichsweise kurz: 5 bis 8 Jahre.

5. Kapitel

<u>Material der Zukunft</u>

Die ideale Alternative mit allen Vorteilen, aber ohne die Nachteile von Amalgam ist noch nicht gefunden, doch neue Forschungen lassen hoffen: Im Kommen ist das Nichtedelmetall Titan, ein Werkstoff mit guten Eigenschaften. Am Frauenhofer-Institut für Silicatforschung (ICI) wurde der Verbundstoff „Orcomer" entwickelt. Er soll sehr gut zu verarbeiten sein und nach dem Aushärten ähnlich stabil sein wie ein natürlicher Zahn. Das Institut für Naturstoffentwicklung arbeitet an einem neuen Zahnfüllstoff auf der Basis von Schweineknochen. Nach Angaben des Entwicklers sei es nebenwirkungsfrei und gut belastbar.

Entgiftung des Körpers

Haben Sie die wichtigsten Giftquellen beseitigt, die tagtäglich Ihr Immunsystem in die Knie gezwungen haben, dann kann die gezielte Entgiftung Ihres Körpers effektiv Fortschritte machen. Dazu stehen Ihnen verschiedene Möglichkeiten zur Verfügung.

■ **Nosodentherapie, EAV und Seli-Test**

Die EAV- und Seli-Ärzte haben ein besonders geeignetes Werkzeug, um gegen die Gifte vorzugehen. Sie können nicht nur sehr differenzierte Diagnosen stellen, sondern mit dem Medikamentest individuell austesten, welche Medikamte für Sie persönlich geeignet sind. Zum Beispiel sogenannte Nosoden, die ein wertvolles Hilfsmittel sind zur gezielten Entgiftung. Sie funktionieren nach dem Prinzip: Gleiches mit Gleichem bekämpfen. Die krankmachende Substanz, zum Beispiel Lindan oder Pyrethroide, wird hochverdünnt (homöopathisch potenziert) und sterilisiert eingenommen. Das regt den Organismus an, sich selbst von der Belastung zu reinigen. Über 2000 verschiedene Nosoden stehen heute zur Verfügung. Wichtig ist, daß Sie während dieser Therapie auf Kaffee, Schwarz- und Pfefferminztee verzichten, da diese Getränke die Wirkung der Homöopathika senken.

Durch die Nosoden kann es zu einer sogenannten Erstverschlimmerung kommen, wobei Sie sich unwohler fühlen. Der Grund: Die deponierten Giftstoffe lösen sich aus den Schlacken und bewegen sich bis zur Ausscheidung frei im Blutkreislauf. Sie sollten deshalb während der ganzen Entgiftungsphase sehr viel Trinken, um die gelösten Gifte schneller aus dem Körper zu befördern. Denken Sie an das Wischen eines verdreckten Fußbodens. Wenn Sie zu wenig Wasser verwenden und dieses nicht erneuern, bringen Sie immer wieder den alten Dreck auf den Boden. Der Boden wird niemals sauber.

■ Biochemische Homöopathie (Schüßler-Salze)

Von grundlegender Bedeutung für den gesamten Ausleitungs- und Heilungsprozeß sind Mineralien. Die Körperzellen können nur dann richtig arbeiten, wenn sie mit den erforderlichen Mengen an Mineralien versorgt sind. Diese Erkenntnis nahm Dr. Wilhelm Heinrich Schüßler vor rund 100 Jahren als Grundlage für seine neue Therapieform: Die biochemische Homöopathie. Er verabreichte den Patienten aber nicht genau die fehlende Menge an Mineralsalzen, sondern er gab sie homöopathisch verdünnt.

Diese Präparate üben auf den Organismus einen Reiz aus, wodurch er dazu angeregt wird, aus den Nahrungsmitteln die fehlenden Mineralien zu entnehmen oder überschüssige auszuscheiden. Auf diese Weise lassen sich hervorragend Mangelzustände ausgleichen mit verblüffenden Ergebnissen. Bitten Sie Ihren EAV- oder Seli-Arzt, die sogenannten Schüßler-Salze an Ihnen auszutesten.

Adressen

Biochemischer Bund Deutschland e.V., Dr. Schüßler-Sanatorium, Hahnenklee-Bockswiese, 38644 Goslar.

Zum Weiterlesen

„Dr. Schüßlers Biochemie - Eine Volksweise", H.-G. Jaedicke, Alwin Fröhlich Verlag.

„Die Eigenharnbehandlung", Johann Ebele, Haug Verlag.

„Ein ganz besonderer Saft - Urin", Carmen Thomas, vgs Verlag.

■ **Urintherapie**

Vielleicht haben Sie schon davon gehört, daß der Eigenurin ein wundersames Heilmittel ist. Gerade für Vergiftete stellt er ein wertvolles „Medikament" dar. Denn im Urin finden sich u.a. genau jene Stoffe, durch welche der Körper vergiftet wurde. Trinken Sie diesen Urin, so löst diese Flüssigkeit Reize auf den Organismus aus, gegen die Krankmacher vorzugehen. Der Urin wirkt im Prinzip wie eine Nosode. Falls Sie sich vor dem puren Urin ekeln - was Ihnen niemand verübelt - verdünnen Sie ihn mit einem intensiv schmeckenden Getränk. Wichtig ist, daß Sie den frischen Eigenurin verwenden und von diesem den Mittelstrahl. Wir empfehlen Ihnen: Täglich vor dem Frühstück einen Eßlöffel Morgenurin (während der Menstruation die Urintherapie unterbrechen).

Ob der Eigenurin Nosoden und andere Medikamente völlig ersetzt, sollten Sie mit EAV oder Seli austesten.

■ Entgiftungsorgane stärken

Damit die Gifte im Körper auch effektiv aus dem Körper transportiert werden können, müssen die Entgiftungsorgane Leber, Niere und Lymphsystem unbedingt gestärkt werden. Das kann durch homöopathische Medikamente oder geeignete Tees erfolgen, die Sie mit Ihrem Arzt oder Apotheker individuell auswählen sollten.

Grundsätzlich sind alle Tees empfehlenswert, die entwässernd und entgiftend wirken. Insbesondere Brennesseltee. Die Leber unterstützen zum Beispiel Mariendistel- und Löwenzahntee. Der Niere helfen Goldrutenkraut- oder Bärentraubenblättertee (nicht bei Schwangerschaft). Heiltees sollten Sie häufig wechseln, da sie nicht zur Dauertherapie geeignet sind.

> **Zum Weiterlesen**
>
> „Gesünder Leben mit Heilkräutern", B. & P. Theiss, Heyne Verlag.
>
> „Naturmedizin Heilkräuter", Penelope Ody, BLV Verlag.
>
> „Fussohlenmassage", G. Leibold, Falken Verlag.

■ Fußreflexzonen-Therapie

Die Entgiftungsorgane und der ganze Ausleitungsvorgang können auch durch Fußreflexzonenmassage positiv unterstützt werden. Der Therapeut massiert bestimmte Punkte Ihrer Fußsohlen. Diese Punkte oder Reflexzonen sind über die Energiebahnen mit den Organen verbunden. Auf diese Weise läßt sich heilend auf die Organe einwirken.

■ Ausgiebiges Schwitzen

Auch die Haut ist ein großes Entgiftungsorgan, deren „Dienste" Sie in Anspruch nehmen sollten. Beim

Schwitzen scheiden Sie Giftstoffe aus dem Körper aus. Deshalb ist es wichtig, ausgiebig zu Schwitzen. Zum Beispiel in der Sauna. Oder durch Sport und körperliche Arbeit.

- „Öl-Schlürfen"

Bewährt hat sich als Unterstützung des Entgiftungsprozesses das sogenannte „Öl-Schlürfen". Nehmen Sie regelmäßig morgens vor dem Frühstück maximal einen Eßlöffel voll mit Pflanzenöl - z.B. Sonnenblumenöl - in den Mund und ziehen es durch die Zähne bzw. bewegen es hin und her, als ob Sie den Mund spülen wollten. Nach etwa 15 Minuten spukken Sie das Öl als milchige Flüssigkeit aus, am besten in die Toilette. Spülen Sie anschließend sorgfältig Ihren Mund mit Wasser aus und putzen Sie die Zähne. Das Öl ist nach der Therapie angereichert mit Giftstoffen, die es im Mund aufgenommen hat.

- **Heilerde**

Heilerde besteht aus Lös, in der Eiszeit abgeriebenem Gesteinsstaub, der sich aus Quarz, Kalk, Glimmer und Ton zusammensetzt. Im Magen-Darm-Trakt wirkt dieses „Pulver" entgiftend, da schädliche Substanzen durch die Heilerde gebunden werden. Gleichzeitig lösen sich daraus Mineralien, wie Silizium, Eisen, Kupfer, Natrium, Magnesium, Kalium und Kalzium, die vom Darm aufgenommen werden. Dies wirkt sich auch günstig auf den Säure-Basenhaushalt aus. Es empfehlen sich zwei bis drei Teelöffel Heilerde in Wasser gelöst pro Tag. Eine Stunde vor und nach der Einnahme sollte man nichts essen.

■ Tips für die Amalgamausleitung

Neben den beschriebenen Therapiemöglichkeiten können Sie die Ausleitung des Quecksilbers zusätzlich beschleunigen. Naturheilmediziner setzen gerne die Spurenelemente Zink und Selen ein. Sie sind natürliche Bestandteile des Organismus und unterstützen die Selbstreinigungskräfte. Da sie durch die Vergiftungen „verbraucht" wurden, muß ihr Haushalt ausgeglichen werden.

> **Hintergrund**
> Ohne aktive Ausleitung würde es etwa 20 Jahre dauern, bis die Hälfte des Quecksilbers im Gehirn verschwunden wäre, aus dem Kieferknochen etwa 80 Jahre!

Toxikologen bevorzugen für die Quecksilberausleitung die Komplexbildner DMPS und DMSA. Sie mobilisieren schnell und effektiv das Quecksilber im Körper und leiten es mit dem Urin aus dem Körper aus. Je nach Vergiftungsgrad muß die Gabe ein paar Mal wiederholt werden. Der Nachteil dieser Methode ist, daß die Komplexbildner nicht frei von Nebenwirkungen sind. Deshalb sind sie in der Fachwelt umstritten. (Während DMPS-Therapie keine Urin-Einnahme!)

Das Medikament „CH-7" (Schiele & Heil GmbH) löst im Körper mittels homöopathisch verdünnter Mineralien die giftigen Metalle und bindet sie durch sogenannte Chelatbildner, die die Gifte ausleiten.

Eine weitere Möglichkeit der Quecksilberausleitung ist die Einnahme von dem Körperprotein Glutathion. In Deutschland ist dies relativ unbekannt. In Schweden berichtet man von guten Erfahrungen.

Wichtig ist, daß Sie alle Entgiftungsmittel nur unter ärztlicher Anleitung einnehmen.

5. Kapitel

Den Stoffwechsel anregen

Neben der gezielten Giftausleitung sollten Sie Ihren Stoffwechsel aktivieren und Energien mobilisieren. Wir empfehlen Ihnen dafür die Wassertherapien von Sebastian Kneipp. Es gibt über 100 verschiedene Formen der Wasseranwendungen von sehr unterschiedlicher Reizwirkung. Angefangen von kaum belastenden Reizen, wie Armwaschungen oder Fußbädern bis hin zu anstrengenden Blitzgüssen oder Massagebädern. Legen Sie sich ein gutes Kneipp-Buch zu, um genaue Anleitungen zu erhalten.

> **Zum Weiterlesen**
>
> „Kneipp-Anwendungen", Kneipp Verlag.
>
> „So sollt Ihr leben", S. Kneipp, Kneipp-Verlag.

Beseitigung der geistig-seelischen Ursachen

■ Positives Denken

Wir haben bereits erwähnt, daß Gedanken Einfluß auf den Organismus nehmen. So wirkt positives Denken und das Beschäftigen mit Schönem und Guten stärkend und heilend auf das Immunsystem. Nach tief empfundener Freude ist die Körperabwehr viel aktiver als nach Trauer, Enttäuschung oder Unmut. Freude setzt in Ihrem Körper wertvolle Energien frei, während Sorgen und Kummer sie rauben. Deshalb ist es wichtig, zu einem „Positiv-Menschen" zu werden. Versuchen Sie alle Situationen, Umstände und Gegebenheiten positiv zu bewerten. Versuchen Sie in einem „schon halbleeren Glas" ein „noch halbvolles" zu sehen! Positives Denken kann man durchaus lernen. Es gibt viele Bücher darüber. Zum Beispiel „Immun durch positives Denken" (BLV).

> **ZITAT**
>
> „Es gibt zwei Ursachen der Krankheit, die eine ist materiell, die andere geistig. Wenn die Krankheit aus dem Körper kommt, so bedarf sie zur Heilung eines materiellen Mittels, kommt sie aus der Seele, so erfordert sie ein geistiges Mittel."
>
> 'Abdu'l-Bahá,
> in „Ansprachen in Paris", Baha'i-Verlag.

> **Zum Weiterlesen**
>
> „Immun durch positives Denken", Dr. K.J. Pflugbeil/ Dr. I. Niestroj, BLV Verlag.
>
> „Düfte bewußt erfahren und nutzen", Erich Keller, Scherz Verlag.
>
> „Sanft heilen mit Bachblüten", D.P. Heinke, Südwest Verlag.
>
> „Die richtige Therapie finden", S.G. Seiler, Kösel Verlag.

■ **Harmonisches Umfeld**

Gestalten Sie Ihr Umfeld so ästhetisch wie möglich. Haben Sie schon einmal beobachtet, wie ein aufgeräumtes Zimmer im Vergleich zu einem Raum in völliger Unordnung auf Sie wirkt?
Es ist nicht nur die Ordnung, die Ihr Gemüt beeinflußt. Auch die Farben, Gerüche und Musik wirken auf Ihre Seele. Gestalten Sie also ganz bewußt Ihren Alltag so harmonisch wie möglich.

■ **Bach-Blüten-Therapie**

Die heilende Kraft von 38 verschiedenen Blütenessenzen auf die Seele wurde vor mehr als 60 Jahren von dem englischen Arzt Dr. Edward Bach entdeckt und ist seitdem als Bach-Blüten-Therapie vor allem in den angelsächsischen Ländern angesehen und verbreitet. Die Bach-Blüten-Therapie hilft, negative Gemütsstimmungen zu harmonisieren. Dieses Naturheilverfahren eignet sich auch zur Selbsttherapie. Anleitung dazu finden Sie in dem Buch „Sanft heilen mit Bach-Blüten". Sie können die geeigneten Bach-Blüten für

Sie auch mit Seli oder EAV austesten. Es gibt eine ganze Palette an Therapien für Geist und Seele. Zum Beispiel Autogenes Training, Yoga, Musik- oder Maltherapie.

Die Therapie für Ihren individuellen Geschmack finden Sie in dem Buch „Die richtige Therapie finden".

Pilztherapie

Im Prinzip verschwinden die Pilze im Darm von ganz allein, wenn durch das Entgiften und die Beseitigung der geistigen Ursachen das Immunsystem wieder funktionstüchtig ist. Trotzdem sollten Sie eine begleitende Pilztherapie durchführen, um den Heilungsprozeß zu beschleunigen.

Die Pilztherapie teilt sich in eine Diät und eine medikamentöse Behandlung.

- **Anti-Pilzdiät**

Pilze benötigen für ihr explosionsartiges Wachstum hauptsächlich Zucker. Nicht nur aus dem weißen Haushaltszucker (Saccharose) ziehen diese Schmarotzer ihre Energie. Auch die Alternativen Süßungsmittel, wie Honig, Dicksäfte, Rohrzucker, Rübensirup, Malzzucker (Maltose), Traubenzucker (Glukose), Diabetikerzucker (Sorbit, Mannit, Xylit oder Fruchtzucker) bieten ihnen eine ideale Lebensgrundlage. Diese müssen Sie den Pilzen entziehen, indem Sie all die Schokoladen, Bonbons, Eiscremes und andere Süßigkeiten, den Zucker im Kaffee und Tee, Kuchen, Torten, Kekse, Pralinen, Marmelade, und Fruchtsäfte strikt meiden.

Die einzige Ausnahme vom Zuckerverbot bildet der Milchzucker (Lactose). Für viele Experten ist auch Obst während der Pilzdiät tabu. Nach unseren Erfahrungen aber schadet säuerliches Obst in geringen Mengen nicht, sofern Sie darauf nicht allergisch sind. Es liefert schließlich wertvolle Vitalstoffe, die Sie zur Gesundung benötigen. Auf Fruchtsäfte hingegen sollten sie verzichten, da die Ballaststoffe fehlen.

Vorsicht

bei Antibiotika- und Kortisonbehandlung: Sie schädigen die Darmflora und fördern somit den Pilzbefall. Klären Sie mit Ihrem Arzt ab, ob Sie auf alternative Medikamente ausweichen können. Auch die Anti-Baby-Pille steht im Verdacht, das Pilzwachstum zu begünstigen!

Vielleicht macht Ihnen die Vorstellung vom Zuckerverzicht Angst, da ab und zu Heißhungerattacken auf Süßes Sie dazu zwingen, eine Schokolade oder ein paar Stückchen Kuchen zu verschlingen. Es sind die Pilze, die Sie unter Druck setzen und diese Zuckergier auslösen. Wenn Sie also in der ersten Phase hart bleiben, wird bald der Süßhunger nachlassen. Sie werden ferner nach einer Woche bemerken, daß sich Ihr Geschmackssinn verändert. Lebensmittel, die Sie seither als fad, ja fast geschmacklos empfanden, schmecken plötzlich „süß" oder einfach würziger.

Leider reicht der konsequente Zuckerstopp nicht aus, um den Pilzen den „Hahn abzudrehen". Sie besitzen die Gabe, Stärke in Zucker abzubauen. Das heißt aber nicht, daß Sie neben Zucker auch Kartoffeln, Hülsenfrüchte und Getreide meiden müssen. Diese Lebensmittel haben nämlich einen hohen Ballaststoffgehalten, der mechanisch die Darmwand reinigt und auf diese Weise die Pilze bekämpft. Diese Lebensmittel passieren auch schneller den Darm, so daß die Pilze nicht genügend Zeit haben, die Stärke in Zucker zu spalten.

Problematisch dagegen sind Lebensmittel, die isolierte Stärke, also ohne Ballaststoffe, enthalten. Alle Auszugsmehlprodukte, wie Nudeln, Weißbrot, Croissants oder Baguettes zählen dazu. Sie sollten also ganz konsequent Vollkornprodukte zu sich nehmen. Vorsicht bei Vollkornbrötchen: Sie enthalten oftmals mehr Auszugsmehl als Vollkornmehl, um den lockeren Teig zu erzielen. Nicht selten werden solche Produkte dann mit Maltosezucker braun gefärbt, um wieder vollkornig auszusehen!

Zusammengefaßt sollten Sie konsequent auf Zucker und Auszugsmehlprodukte verzichten. Setzen Sie auf Ihren Speisezettel viel Vollkornprodukte und Rohkost, da durch die Ballaststoffe mechanisch die Darmwand gereinigt wird.

> **Zum Weiterlesen**
>
> „Mykosen", Ulla Kinon, Econ Verlag.
>
> „Die Candida-Mykose - eine Pilzerkrankung mit vielen Gesichtern", Dr. J. Rost, Trias Verlag.
>
> „Heildiät gegen Pilze im Körper", E. Lange, Südwest Verlag.

■ **Medikamententherapie**

Die Pilzdiät wird stets von einer Medikamententherapie begleitet. Denn wirklich aushungern lassen sich Pilze nicht. Bei Nährstoffmangel beginnen sie die Darmschleimhaut zu durchdringen und die tiefergelegenen Blutgefäße nach gelöstem Zucker anzuzapfen. Fasten wäre in diesem Fall also gefährlich.

Pilz-Nosoden sind ein gutes Mittel, um die Schmarotzer zu bekämpfen. Wir haben damit gute Erfahrungen gemacht.

Die Urintherapie (vgl. 5. Kap./"Entgiftung des Körpers") ist nicht nur geeignet für die Entgiftung, sondern auch das billigste "Medikament", um gegen Pilze vorzugehen.

Das "klassische" Medikament gegen die Pilze ist Nystatin, ein Pilzgift, das für den menschlichen Organismus ungefährlich sein soll.

Die ätherischen Öle Teebaumöl (Melaleuca alternifolia), Thymianöl (Thymus vulgaris/T. serpyllum) und Geraniumöle (Perlagonium graviolenz) haben ebenfalls pilztötende und immumstärkende Eigenschaften. Sie sollten je einen Tropfen dieser Öle in farblosen Gelatinekapeln (z.B. in Apotheken) mit einer Pipette geben und wie folgt einnehmen: In den ersten drei bis vier Tagen drei bis fünf Kapseln über den Tag verteilt mit Wasser einnehmen, am besten nach den Mahlzeiten. Danach die Dosis auf eine Kapsel pro Tag reduzieren. Die Kur sollte zwei bis drei Wochen durchgeführt werden. Leichtes Aufstoßen nach der Einnahme ist möglich. (Aus der WDR-Sendung Hobbythek "Mikropilze, die krank machen", von Sabine Fricke und Jean Pütz)

Zum Weiterlesen

"Die Teebaumöl Hausapotheke", C.B. Olsen, Windpferd Verlag.

Ihr EAV- oder Seli-Arzt sollte austesten, ob für Sie Aloe Vera geeignet ist. Diese Pflanze besitzt stark pilztötende Eigenschaften. Sie ist in pulverisierter Form (in Kapseln) in Apotheken erhältlich. Da es abführende Wirkung hat, sollte mit geringer Dosis begonnen werden. Dann vorsichtig steigern. Für Schwangere ist diese Heilpflanze ungeeignet. (Aloe

5. Kapitel

Vera nur unter ärztlicher Anleitung einnehmen).

Zudem stehen Ihnen noch weitere Möglichkeiten zur Verfügung, die Pilztherapie zu unterstützen:

<u>Weizengras</u> enthält ein großes Spektrum an lebenswichtigen Vitalstoffen, die helfen, das Immunsystem zu regenerieren. Mit gestärkter Abwehrkraft kann der Körper besser gegen die Pilze vorgehen. Wenn Sie auf das Weizenkorn unverträglich reagieren, kann es trotzdem sein, daß Sie Weizengras vertragen. Dieses Naturprodukt ist als Pulver oder in Tablettenform (z.B. Fa. Pines) erhältlich. Sie können Weizengras auch selbst ziehen und mit einer speziellen Presse den heilenden Weizengrassaft erzeugen.

<u>Propolis</u> fördert ebenfalls das Immunsystem und somit die Pilzbekämpfung. Es handelt sich um ein sog. Kittharz, der von Bienen hergestellt wird. Die Bienen verkitten damit alle unerwünschten Öffnungen ihres Stockes, um sich so vor Krankheitserregern zu schützen. Es ist erhältlich in Apotheken oder Reformhäusern.

<u>Ringelblumentee</u> (Calendula officinalis) wirkt, wenn auch nur sanft, pilztötend. Nicht zur Dauertherapie geeignet.

Die <u>Symbioselenkung</u> fördert im Darm die „guten" Bakterien (Darmflora) und somit das Immunsystem. Diese Therapie allein reicht jedoch nicht aus, um die Pilze zu vertreiben.

Nahrungsmittelallergien „löschen"

Sind die Pilze aus Ihrem Körper verschwunden und Ihr Organismus wieder im natürlichen Gleichgewicht, verschwinden nach und nach die Nahrungsmittelallergien. Ganz vorsichtig sollten Sie Eßtests durchführen. Versuchen Sie einzelne der gemiedenen Nahrungsmittel in geringen Mengen wieder zu essen. Sie werden es an der Reaktion Ihres Körpers merken, ob die Unverträglichkeit noch vorliegt oder nicht. Haben Sie etwas Geduld wenn manche Allergien sehr hartnäckig an Ihnen haften. In solch einem Fall können Sie versuchen, mit der Bioresonanz-Therapie oder der Kinesiologie die Allergie zu „löschen". Eine Erfolgsgarantie kann aber nicht gegeben werden.

Es gibt noch viele weitere Naturheilverfahren, die Ihnen im Rahmen dieser Therapie bestimmt nützlich sein könnten. Erforschen Sie die Welt der alternativen Heilkunst. Sie werden sehen, wie spannend es sein kann, gesund zu werden. Sollte ein Heilpraktiker oder ein Arzt einmal eine erfolglose Therapie an Ihnen durchführen, werfen Sie nicht gleich die Flinte ins Korn. Durchhaltevermögen wird in jedem Fall belohnt!

Das schöne an dieser Therapie ist, daß damit nicht nur die Trockenen Augen verschwinden. Viele andere chronische Beschwerden konnten

Empfehlung

Bringen Sie das Buch Ihrem behandelnden Arzt mit. Denn die Querverbindungen der Ganzheitsmedizin zur Heilung des Trockenen Auges sind in der Regel unbekannt. Lassen Sie sich nicht durch Vorurteile eines Arztes bzgl. der Therapie verunsichern und den Mut nehmen!

Zum Weiterlesen

„Naturmedizin - die 100 wichtigsten Therapien",
Dr. H. & H. Breden,
Midena Verlag.

dadurch ebenfalls ursächlich geheilt werden: Zum Beispiel das Raynaud-Syndrom („absterbende" Finger), Rheuma, Asthma, Migräne, Neurodermitis.

Individuelle Therapie

Die dargestellte Therapie sollte eine Richtschnur für Sie sein. Es muß nicht heißen, daß Sie genau all die Detailpunkte durchführen müssen. Die Therapie gestaltet sich in der Praxis von Fall zu Fall unterschiedlich, je nach den Ursachen können die Schwerpunkte ganz verschieden gelagert sein. Bei leichteren Fällen reicht oft eine Teiltherapie.

Sie besitzen nun das Rüstzeug für Ihre Genesung. Machen Sie sich immer wieder den Grundmechanismus der Erkrankung klar, den Sie Stück für Stück abbauen wollen. Sie sind der Manager für Ihr Therapieprogramm, das Sie gemeinsam mit Ihrem Arzt auf Ihren Fall maßgeschneidert aufstellen.

Wer bezahlt die Therapie?

Gesetzliche Krankenkassen tun sich sehr schwer, alternative Heilmethoden zu bezahlen. Dennoch bestehen Chancen auf teilweise Kostenübernahme. Nach dem Urteil des Bundessozialgerichtshofs in Kassel (Aktenzeichen 3/8 RK 5/87) sind Behandlungen durch alternative Verfahren, die zum Erfolg geführt haben, von der Versicherung anzuerkennen und zu erstatten.

Private Kassen sind mit der Kostenübernahme alternativer Therapien i.d.R. großzügiger. Welche Kasse für Sie am geeignetsten ist, können Sie zum Beispiel bei den Securivita Versicherungsmaklern erfahren: Weidenstieg 8-10, 20259 Hamburg, Tel.: 040/4919006.

Heilungserfolge

Zum Abschluß dieses Kapitels wieder einige Patientenerfahrungen:

Patientin, 60 Jahre alt: Sie litt nicht nur an sehr starken Schmerzen durch die Augentrockenheit. Andere Krankheiten brachen aus. Es bestand der Verdacht auf Multiple Sklerose. Therapie: Sie ließ die Zähne sarnieren, insbesondere die Palladium-Kupfer-Kronen. Weiter nahm sie eine umfangreiche Giftausleitung vor. Die Pilze wurden nur relativ beiläufig bekämpft. Ihre Ernährung stellte sie auf konsequent vollwertige und vegetarische Naturkost um. Heute ist sie völlig gesund.

Patientin, 35 Jahre alt: Litt an starken Beschwerden durch Trockene Augen, Knochenschmerzen, Infektneigung, Rückenschmerzen und Verstopfung. Therapie: Amalgam wurde entfernt, eine Entgiftung des Körpers vorgenommen (Quecksilber und Insektizide) und die Pilztherapie durchgeführt. Nach sieben Monaten war sie gesund.

Patient, 64 Jahre alt: Die starken Augenbeschwerden besserten sich zwei Wochen nach Amalgamentfernung. Ohne gezielte Entgiftungstherapie schaffte es der Körper von allein, sich zu regenerieren. Nach einem Jahr war er gesund.

Patient, 39 Jahre alt: Trockene Augen verschwanden nachdem er seine allergenen Nahrungsmittel gemieden hatte (v.a. Kaffee) und eine Pilztherapie mit Nystatin und anderen Antimykotika durchführte.

5. Kapitel

Patient, 48 Jahre alt: Litt an Trockenen Augen. Konsequent meidete er die Nahrungsmittel, auf die er allergisch war: Fleisch, Milch, Zucker, Weizen, Alkohol, Kaffee. Er stellte seine Ernährung auf 70 Prozent Rohkost um. Nach acht Monaten war er beschwerdefrei.

Im Folgenden unsere eigenen Heilungswege:

Petra Schwartz-Klapp, 28 Jahre alt: Litt an Trockenen Augen (7 Jahre lang), trockenem Mund, Knie- und Hüftgelenksarthrose, Rheuma, Asthma bronchiale, Raynaudsche Krankheit, Herzbeschwerden, chronische Müdigkeit, chronische Ohrenbeschwerden, Magenkrämpfe und schlechte Verdauung.
Ursachen waren Vergiftungen durch Quecksilber (Amalgam), Palladium-Kupfer (Goldinlay, „Degulor M") und Lindan sowie weitere chemische Belastungen. Befall durch Pilze (Candida albicans, Mucor mucedo, Candida glabrata, Aspergillus niger). Etwa 20 Nahrungsmittelallergien. Therapie: Entfernung sämtlicher Zahnmetalle im Mund. Entgiftung durch DMPS, Nosoden, Tees und Schüßlersalze. Ernährung konsequent auf Naturkost (kontrolliert biologisch angebaute Nahrung) umgestellt. Alle unverträglichen Nahrungsmittel gemieden. Pilze bekämpft mit Nystatin, Nosoden und Tees. Diagnose und Therapie erfolgte vor allem mit EAV und Kinesiologie. Nach einem Jahr waren *alle* Beschwerdebilder verschwunden einschließlich der Nahrungsmittelunverträglichkeiten bzw. -allergien.

Thorsten Klapp, 26 Jahre alt: Litt an Trockenen Augen (1 Jahr lang), chronischer Müdigkeit und Verdauungsproblemen. Ursachen: Vergiftungen durch

Quecksilber (Amalgam), Toluol, Lindan und Diphenyl. Befall durch Candida albicans. Etwa 20 Nahrungsmittelallergien. Therapie wie bei Petra Schwartz-Klapp. Nach einem knappen Jahr wieder gesund.

Das Trockene Auge war für uns eine Zeit der Schmerzen, Verzweiflung und Ausweglosigkeit. Rückblickend aber empfinden wir diese Zeit als ein großartiges Geschenk, für das wir Gott von ganzem Herzen danken. All die Erkenntnisse, die wir auf dem Weg zur Gesundheit erhalten haben, veränderten grundlegend unser Leben. Heute betrachten wir Krankheit nicht mehr als Laune der Natur, Fehler in der Schöpfung oder lästiges Übel, sondern als große, persönliche Chance, zu einem harmonischen Leben im Einklang mit der Schöpfung zu finden.

5. Kapitel

6. Kapitel

Gesund bleiben

Die Freude ist groß, wenn Sie nach der entbehrungsreichen Therapiezeit plötzlich spüren, daß Sie das eine oder andere Nahrungsmittel wieder problemlos essen können, ohne trockene Augen zu bekommen. Sie haben es geschafft, sich von der Krankheit zu befreien. Keine Pilzdiät mehr, keine Nahrungsmittel meiden - Sie fühlen sich wie neu geboren.

Ihr „Rucksack" (vgl. S. 61) ist jetzt leer und leicht. All die belastenden, schweren „Steine" haben Sie entfernt. Nach der Therapie, die Ihnen viel Opfer, Fleiß und Durchhaltevermögen gekostet hat, werden Sie sich selbst hüten, wieder von neuem Steine in Ihren Rucksack zu packen. Die Tragödie begänne von vorne. Sie werden sich nach einem Lebensstil sehnen, der Sie an Körper, Seele und Geist gesund erhält. Sie haben erkannt, daß das Trockene Auge eigentlich nur eine der „Nebenwirkungen" unseres heutigen allgemeinen, bequemen Lebensstils ist. Also eine echte Zivilisationskrankheit.

Sie haben den großen Vorteil eines natürlichen Lebens längst am eigenen Körper verspürt. Schließlich sind Sie gesund geworden. Und das wollen Sie sicher auch in der Zukunft bleiben. Ein Leben ohne all die Gifte in der Nahrung, in den Möbeln, in Haarsprays, in der Kleidung usw. ist zweifelsohne möglich. Alternativen gibt es in fast jedem Bereich. Wir möchten Ihnen helfen, ein neues, gesundes Leben zu erschließen.

Gesunde Ernährung

Wir haben im 3. Kapitel ausführlich die „unsichtbaren" Gefahren durch die Nahrung und Ernährung besprochen. Im Folgenden möchten wir Ihnen kurze Empfehlungen für Ihre gesunde Ernährung geben:

■ Nahrungsmittel aus kontrolliert biologischem Anbau (Naturkostläden, Biobauern, zum Teil Reformhäuser) und vom eigenen Garten beziehen. Keine Lebensmittel mit künstlichen Zusätzen (Konservierungsmittel, Farbstoffe, Emulgatoren etc.) essen. Naturkost ist leider teurer als Supermarktprodukte. Das hängt damit zusammen, daß biologische Landwirtschaft zeit- und kostenintensiver ist. Wenn Sie aber den Schaden, der durch den Chemieeinsatz in der konventionellen Landwirtschaft mitberücksichtigen, kommt die Naturkost am Ende billiger!

Die Möglichkeit, unbelastete Nahrung zu kaufen, ist heute leider nicht an allen Orten in gleichem Maße gegeben. Vor allem in den neuen Bundesländern sind Naturkostläden noch sehr rar. Aus diesem Grund haben wir einen Versand und Lieferservice für Naturkost, Naturwaren und Gesundheitsprodukte

Zum Weiterlesen

„Biokost- bewußter essen und genießen", Info-Broschüre, ÖVB e.V., Humboldtstr. 81, 90459 Nürnberg.

„Knaurs Bio-Einkaufsführer für naturbelassene Lebensmittel", E. Neumann-Adrian, Knaur Verlag.

„Einkaufen direkt beim Bio-Bauern", Hrsg.: Die Verbraucher Initiative/Stiftung Ökologie & Landbau; ISBN 3-926104-26-0 eingerichtet (Siehe Anzeige Meridiana Naturkost + Naturwaren).

■ Achten Sie auch bei Ihren Medikamenten auf die Inhaltstoffe. Lassen Sie sich ggf. von Ihrem Apotheker farb- oder konservierungsstofffreie Alternativen zeigen.

■ Bevorzugen Sie unveränderte, natürliche Nahrung (Keimlinge, frisches Obst und Gemüse, Nüsse, Samen, Getreide). Verzichten Sie möglichst auf konservierte Nahrung, Fertigprodukte und „tote" Lebensmittel wie H-Milch.

■ Vollkornprodukte statt Auszugsmehle oder geschältem Reis.

■ Mahlen Sie Ihr Korn möglichst selbst. Denn Mehl verliert innerhalb weniger Tage seine wertvollen Vitalstoffe (Vitamine usw.).

■ Zum Süßen: Trockenfrüchte (Rosinen, Äpfel, Birnen, Aprikosen etc.) und Honig. In geringen Mengen Vollrohrzucker oder Dicksäfte (z.B. Birnendicksaft). Keinen Haushalts- oder Fabrikzucker!

■ Kaltgepreßte Öle (Sonnenblumen-, Oliven-, Sesam-, Lein-, Distelöl). Durch diese Art der Gewinnung bleiben die wertvollen Inhaltstoffe, wie Vitamin E und Linolsäure, erhalten.

■ Die Ernährung sollte mengenmäßig mehr basenbildende Lebensmittel enthalten als Säurebildner (Vgl. S. 43).

6. Kapitel

- Ausgiebig Kauen, da die Verdauung bereits im Mund beginnt.

- Möglichst die Nahrung schonend kochen. Vorsicht vor Mikrowellen. In der Universität in Lausanne haben Wissenschaftler nachgewiesen, daß Lebensmittel, die in Mikrowellenöfen zubereitet wurden, unmittelbar nach dem Essen ähnliche Veränderungen im Blut auslösen, wie sie bei der Entstehung eines Krebsprozesses zu beobachten sind!

- Speisen möglichst wenig mischen. Jede Speise benötigt spezielle Verdauungssäfte. Deshalb ist zu empfehlen, erst die flüssige Nahrung zu sich zu nehmen, dann die feste. Da Salate den Verdauungstrakt schneller passieren als Gekochtes und Fleisch, ist es ratsam, die Rohkost vor dem Gekochten zu essen. So lieb uns auch die süße Nachspeise geworden ist, im Magen verträgt sie sich meist überhaupt nicht mit den anderen Speisen.

> **Zum Weiterlesen**
> „Gefahrenherd Mikrowelle", M. Fritsch, Ehrenwirth Verlag.
> „Vom richtigen Essen, Ernährung im Einklang mit den vier Elementen", R. Possin, Irisiana-Verlag.
> „Konservierung, natürlich und gesund", P. Schondorfer, Pala Verlag.

- Jahreszeitlich essen. Es gibt Lebensmittel, die wärmende Wirkung auf den Körper haben. Andere haben kühlende. Die Schöpfung sorgt in den unterschiedlichen Jahreszeiten genau für die entsprechende Nahrung. Im Sommer sind es mehr Früchte, die den Körper kühlen. Im Winter sind es Wurzelgemüse, Trockenfrüchte, Getreide oder Eingemachtes. Ist Ihnen schon einmal aufgefallen, wenn Sie im Winter Südfrüchte essen, daß Sie leichter frieren? Das könnte an diesem Effekt gelegen haben.

- Kein Dogmatismus in der Ernährung! Wenn Sie auf einer Feier geladen sind, können Sie ruhig ein Stück von der Sahnetorte (Auszugsmehl mit Pestiziden, Haushaltszucker, Farbstoffe usw.) naschen. Es ist natürlich ein Unterschied, ob Sie sich täglich mit Naschereien und Dosennahrung vollstopfen oder sich einmal im Monat eine Ausnahme gönnen.

- Möglichst lokal produzierte Lebensmittel einkaufen. Wahrscheinlich werden Sie sich über diesen Punkt wundern. Was hat das mit Gesundheit zu tun? Ganz einfach: Je weiter LKWs, Frachtschiffe oder Flugzeuge für Ihre Lebensmittel fahren und fliegen müssen, desto mehr Luftschadstoffe produzieren sie. Es entsteht immer mehr Ozon, das wiederum Ihr Immunsystem angreift. Für Sie aber macht es bestimmt keinen Unterschied, ob die Äpfel aus Südtirol stammen oder von Ihrem Biobauern um die Ecke.

Gesunder „Lebensraum"

Um nun Ihr gesamtes Umfeld, Ihre Wohnung und Ihre Konsumgüter ebenfalls in Einklang mit Ihrem neuen, gesunden Lebensstil zu bringen, folgende Vorschläge:

- Den Garten biologisch bewirtschaften, ohne synthetische Gifte und Dünger. Daß dies möglich ist, haben viele Biogärtner längst bewiesen. Diese Art der Bewirtschaftung orientiert sich an natürliche Gesetzmäßigkeiten. Versuchen Sie den Garten als dynamisches Ökosystem zu begreifen. In einem intakten Ökosystem gibt es keine Schädlingsplagen, die man mit der Giftkeule bekämpfen müßte.

6. Kapitel

- Keine Insektengifte in der Wohnung. Oft werden Elektroverdampfer mit hochgiftigen Pyrethroiden im Haushalt gegen Ungeziefer eingesetzt. Bevorzugen sie ungefährliche Methoden, um die unerwünschten Tierchen fernzuhalten. Zum Beispiel Fliegengitter an Fenstern, die altbewährte Fliegenklatsche oder Lavendelbeutel und Zedernholzstückchen im Kleiderschrank.

- Kleidung ist in der Regel sehr chemiebelastet. Einerseits können Sie aus synthetischen Fasern bestehen oder die Naturfaser ist andererseits mit Chemie (Formaldehyd, Pestizide, Farben) behandelt worden. Wählen Sie Kleidung aus reinen Naturfasern (Baumwolle, Leinen, Hanf, Schafwolle) ohne chemische Behandlung, die nach Möglichkeit kontrolliert biologisch erzeugt und mit Naturfarben gefärbt wurde.

> **Zum Weiterlesen**
>
> „Schön auf dem Teppich bleiben", eine Informationsschrift der Verbraucher Initiative. Gegen 4 DM in Briefmarken bei Verbraucher Initiative e.V., Breite Str. 51, 53111 Bonn.
>
> „Putz- und Reinigungsmittel, Alternativen statt Chemiekeulen"; eine Informationsschrift der Verbraucher Initiative. Gegen 3 DM in Briefmarken bei Verbraucher Initiative e.V., Breite Str. 51, 53111 Bonn.

- Wählen Sie Naturkosmetik. Über die Haut können Sie Schadstoffe genauso aufnehmen, wie über die Lunge. Deshalb ist es sehr wichtig, daß Ihre Kosmetik frei von schädlichen Zusatzstoffen ist. Sie finden Sie vor allem in Naturkostläden.

- Putz- und Reinigungsmittel können ebenfalls giftige Inhaltsstoffe besitzen, die die Gesundheit und die Umwelt belasten. Greifen Sie auch hier zu den Alternativen aus Naturstoffen. Achten Sie auf Volldeklaration der Inhaltsstoffe.

■ Vermeiden Sie PVC-Kunststoffe. Sie können schädliche Gase ausdämpfen (z.B. das krebserregende Vinychlorid). Wenn Sie Kunststoffe verwenden, wählen Sie zum Beispiel PP (Polypropylen) oder PE (Polyethylen).

■ Teppiche können Toluol, Xylol, Styrol, Formaldehyd, Flammschutzmittel, Pyrethroide und viele weitere gesundheitsschädigende Stoffe enthalten. Achten Sie beim Einkauf darauf, daß der Teppich schadstoffarm ist. Eine gute Alternative ist Kork, Linoleum oder Holz-Parkett.

Adressen

Arbeitskreis für Elektrosensible, Alleestr. 135
44793 Bochum-Stahlhausen.

■ Elektrostrahlen vermeiden. Achten Sie darauf, daß Sie im Schlafzimmer in Kopfnähe keine elektrische Geräte stehen haben. Diese Strahlen beeinflußen negativ Ihren Körper. Hilfreich ist ein Netzfreischalter. Das ist eine elektrische Schaltvorrichtung im Sicherungskasten, die, sobald der letzte Verbraucher ausgeschaltet ist, ein oder mehrere Räume vollständig vom Stromnetz trennt, um so elektromagnetische Felder fernzuhalten.

■ Biologisch bauen: Ein Haus aus schadstoffarmen Materialien zu bauen, ist nicht einfach. Nehmen Sie jedes Produkt kritisch unter die Lupe. Sie werden entdecken, daß fast überall, im Gips, in der Dämmung, in den Farben usw., bedenkliche Stoffe enthalten sind. Das Alternative Branchenbuch macht Ihnen die Suche nach den „gesunden" Materialien einfacher. Wertvolle Ratschläge vermittelt das Handbuch „Biologisch Bauen".

6. Kapitel

■ Achten Sie grundsätzlich beim Einkauf darauf, daß alle Inhaltsstoffe auf der Verpackung bekanntgegeben werden (Volldeklaration). Finden sie zum Beispiel auf einem Produkt statt der vollständigen Auflistung der Inhaltsstoffe den Vermerk „frei von Formaldehyd", ist Vorsicht geboten. Der Ersatzstoff für Formaldehyd könnte genauso gefährlich sein! Übrigens: „Formaldehydfrei" heißt nicht, daß das Produkt wirklich frei von Formaldehyd ist. Es liegt in der Regel lediglich unter dem Grenzwert für das Umweltgift. Wer sich bei der Vergabe von Grenzwerten auskennt, weiß, daß dies oft Verträglichkeitslimits für eine florierende Wirtschaft sind.

Rufen Sie im Zweifelsfall den Hersteller oder Verbraucherzentralen an. Wir haben dies häufig praktiziert. Sei es wegen Korkkleber, Lacken, Kleidung, Isoliermaterial, Türen oder Zahnpasten. Der Aufwand lohnt.

Zum Weiterlesen

„Biologisch Bauen", Institut für Baubiologie Rosenheim (Hrsg.), Verlag Biologisch Wohnen und Leben, ISBN 3-925093-00-1

„Umweltfreundlich Einkaufen", J. Elkington, Knaur Verlag.

„Das Alternative Branchenbuch", Altop Verlag, ISBN 3-925646-16-7.

■ „Das Alternative Branchenbuch", Altop-Verlag, ist der unverzichtbare Wegweiser für alle, die gesund werden und bleiben wollen! In über 200 alphabetisch geordneten Rubriken finden Sie, unterteilt nach Postleitzahlenbereichen mehr als 23.000 Bezugsquellen für umweltfreundliche Produkte und Dienstleistungen. Egal ob Sie einen Schreiner suchen oder Kleidung. Hier finden Sie gesunde Alternativen.

Gesunde Seele

Zu einer stabilen Gesundheit gehört ebenso, daß sich neben Ihrem Körper auch Ihre Seele im Gleichgewicht befindet. Betrachten Sie beide Bereiche als gleichwertig. Denn geistige Belastungen (Streß, Kummer etc.) können Ihr Immunsystem genauso zerstören wie Umweltgifte. Wer eine positive Einstellung zum Leben hat, der verfügt über einen besseren Schutz gegen Krankheiten. Legen Sie also großen Wert darauf, Ihre Seele zu pflegen.

> **Zum Weiterlesen**
> „Göttliche Lebenskunst",
> Baha´i-Verlag,
> ISBN 3-87037-160-9.

Ein Leben auf dem Land ist zweifelsohne gesünder als ein Stadtleben. Der Städter ist nicht nur einem enormen Schadstoffcocktail ausgesetzt, der es ihm schwer macht, wirklich gesund zu bleiben. Hinzu kommt die städtische Hektik und die Überreizung der Sinne durch Lärm oder aggressive Werbung. Gehen Sie durch eine Fußgängerzone oder nachts durch die U-Bahn. Der Anblick der Bettler und Obdachlosen nagt ebenso an ihrer Konstitution wie all das ständige Krankenwagen-Tatü-tata oder die Angst vor Verbrechern. Sie können nur schwer in einer Großstadt richtig abschalten. Ruhe ist aber notwendig für Ihr ausgeglichenes, gesundes Leben.

Die meisten dieser belastenden Einflüsse fallen auf dem Land praktisch weg. Dort bekommen sie dagegen viele positive Reize. Zum Beispiel das Leben in und mit der Natur, die gute Luft, die Ruhe, den Wechsel der Jahreszeiten und Farben, sauberes Wasser, herrliche Spaziergänge, das Leben in einer Ortsgemeinschaft. Das alles kurbelt Ihr Energiesystem an und trägt zur Heilung bzw. zum Gesundbleiben des Körpers bei.

6. Kapitel

Die beste Krankheitsvorsorge

Fazit: Sie sollten versuchen, ein durchweg positives Leben zu führen, das Sie von allen Seiten positiv beeinflußt. Haben Sie den Mut, neue Wege auszuprobieren. Ein Leben mit gesunder Nahrung in einem gesunden Umfeld und in Harmonie mit der Schöpfung ist die beste Vorsorge nicht nur für Krankheiten wie dem Trockenen Auge!

Aufruf

Selbsthilfegruppe gründen

Da Sie sich sicherlich nach mehr Erfahrungsaustausch und Ermutigung sehnen, empfehlen wir Ihnen, eine regionale Selbsthilfegruppe für Patienten mit dem Trockenen Auge zu gründen. Wenn Sie nicht bereits Leidensgenossen oder -genossinnen kennen, bietet sich eine private Kleinanzeige in der Tageszeitung an, um Kontakte zu knüpfen.

Der Vorteil einer Selbsthilfegruppe liegt auf der Hand:

- Erfahrungsaustausch

- gegenseitige Ermutigung und Unterstützung

- Verständnis und Geborgenheit in der Gruppe

- schwierige Etappen auf dem Weg zum Gesundwerden gemeinsam meistern

- Freundschaften aufbauen

- Für Selbsthilfegruppen bietet es sich an, ein Seli-Testgerät zu kaufen, um damit schnell und zuverlässig Nahrungsunverträglichkeiten usw. auszutesten.

Aufruf

Schulungen zur Handhabung des Seli-Tests:

Ab einer Gruppe von fünf Personen bieten wir Ihnen in Keilhau (Thüringer Wald) eine Schulung an, wie das Testgerät für Ihre Selbsthilfegruppe bestmöglichst eingesetzt werden kann.

Und vielleicht entdeckt der eine oder andere seine Fähigkeiten als Heilpraktiker oder Gesundheitsberater, in dessen Arbeitsfeld das Seli-Testgerät seinen festen Platz finden kann.

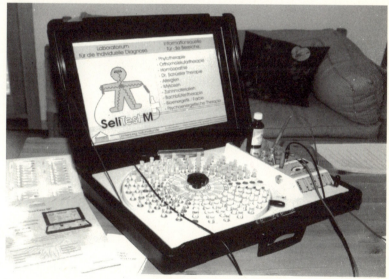

Seli-Test

Interessiert? Dann setzen Sie sich mit uns in Verbindung, um Informationen über Kosten, Unterkunft und Termine zu erfahren. Bitte legen Sie Ihrem Schreiben genügend Rückporto bei.
Meridiana-Verlag
Albert-Gerst-Str. 7, 07407 Keilhau (bei Rudolstadt)
Tel.: 03672/431015, Fax: 03672/431016
Anrufe bitte nur Mittwoch u. Samstag, 19-21 Uhr.

Danksagung

Wir möchten all den Menschen danken, die uns geholfen haben, gesund zu werden. Ihre Ratschläge, Tips, Informationen und Behandlungen waren wichtig, um zu den Erkenntnissen über das Trockene Auge zu gelangen. Weiter danken wir all jenen, die an der Studie und am Entstehen des Buches mitgewirkt haben. Insbesondere:

Gerlinde und Ernst Schwartz
Thorgert und Hans-Jürgen Klapp
Dr. Bernhard Weber (Inst.f.Naturheilverf., Marburg)
Karin Brehm (Inst. f. Naturheilverfahren, Marburg)
Dr. Manfred Werner (Arzt/Homöopath, Marburg)
Rolf Lichtenberg (Fa. Lichtenberg)
Frau Jochum
Loni Weber u. Klaus Sperl (Interessengemeinschaft der Zahnmetallgeschädigten e.V.)
Frau Dr. Bracker (Zahnärztin, Niddatal)
Dr. Gerhard Dippel (Hautarzt, Marburg)
Nicht zuletzt möchten wir dem Grünzeugboten (Marburg) danken, der uns regelmäßig mit der notwendigen Naturkost beliefert hat, insbesondere die Familie Petra und Peter Ritter (Marburg-Bauerbach).

Die Autoren

Petra Schwartz-Klapp (Jahrgang 1967) litt schon in früher Kindheit an zahlreichen chronischen Krankheiten, so auch am Trockenen Auge. Stets bestrebt, die Ursachen ihrer Beschwerden zu erfahren, beschäftigte sie sich intensiv mit der Medizin. Gleichzeitig galt ihr Interesse der Natur und deren Erhaltung. Sie setzt sich seit vielen Jahren gemeinsam mit ihrem Ehemann **Thorsten Klapp** (Jahrgang 1969) für den Umweltschutz ein. Ihr Biologiestudium an der Universität Marburg, mit Schwerpunkt Naturschutz, ließen sie nach dem Vordiplom in ein selbst zusammengestelltes „Eigenstudium" münden, da der Universitätslehrplan ihren ganzheitlichen Vorstellungen nicht entsprach. Gleichzeitig bauten sie ein Pressebüro für Umwelt, Naturschutz und Medizin auf. Ihre kritischen Reportagen erschienen in Zeitschriften wie Brigitte, TV-Hören und Sehen, Tina, Vital, Journal für die Frau, Marie Claire, Rheinischer Merkur und Tierfreund. Von Thorsten Klapp erschien 1995 im Echo-Verlag das Buch „Bananen - das krumme Ding aus dem Regenwald", das die Schattenseiten des Anbaus mit der gelben Frucht beleuchtet.

Im Thüringer Wald errichteten sie ein Ökohaus, um all die Erkenntnisse, die sie durch ihre Tätigkeit und Krankheiten erworben haben, in die Tat umzusetzen. Da in ihrem Landkreis kein Naturkostladen existierte, gründeten sie neben dem Pressebüro, einen Naturkost- und Naturwarenhandel, um diese Lücke zu schließen. Parallel bieten sie der lokalen Bevölkerung ein Forum an, um über die Themen Gesundheit und Umwelt zu informieren.

Petra Schwartz-Klapp absolviert derzeit eine Heilpraktikerausbildung, um direkt kranken Menschen helfen zu können.

Ihr Heilungserfolg...

In Planung ist ein Ergänzungsband mit individuellen Heilungsberichten, um mit Ihren Erfahrungen noch effektiver Betroffenen zu helfen. Uns interessiert: Wie lange litten Sie an der Krankheit? Wie stark waren die Beschwerden? Wie alt sind Sie? Wann trat die Besserung bzw. Heilung ein? Welche Ursachen waren bei Ihnen verantwortlich? Welche Erfahrungen machten Sie mit der Therapie? Verschwanden oder besserten sich durch die Therapie neben dem Trokkenen Auge noch andere Beschwerden? Tips, Tricks, Kniffe und Erkenntnisse, die Sie anderen Betroffenen mitteilen möchten.

...interessiert viele Betroffene!

Wir freuen uns auf Ihren Bericht!

Bitte einsenden an:

Meridiana Verlag
Albert-Gerst-Str. 7, 07407 Keilhau
Tel.: 03672/431015, Fax: 03672/431016

Anrufe bitte nur Mittwoch u. Samstag, 19-21 Uhr.

MERIDIANA
NATURKOST + NATURWAREN

...PRODUKTE, DIE IHRE GESUNDHEIT FÖRDERN UND DIE UMWELT SCHONEN:

- Lebensmittel aus kontrolliert biologischem Anbau
- Gesundheitsartikel
- Blütenpollen
- Weizengrastabletten
- Weizengrassaftpressen
- Ätherische Öle
- Getreidemühlen
- Keimgeräte
- Schafwollsocken
- Biolampen
- Kosmetik ohne Chemie
- Alternative Putzmittel
- Bettwaren (aus Schafwolle, Kapok)
- Naturmatratzen
- Naturfarben
- Umweltfreundliche Büroartikel
- Bücher
- uvm.

Fordern Sie kostenlos unseren Katalog an:

Meridiana Naturkost + Naturwaren, Albert-Gerst-Str. 7, 07407 Keilhau/Thür. Tel.: 03672/431015, Fax: 03672/431016

LIEFERSERVICE UND VERSAND

Die Pilotstudie...

> **„Das Trockene Auge
> - Keratoconjunktivitis sicca -
> Diagnostik und Therapie"**
>
> vom
> Institut für Naturheilverfahren
> Marburg

...können Sie beziehen,

gegen einen Verrechnungsscheck

über DM 15,- (oder in Briefmarken)

direkt beim Meridiana-Verlag:

Albert-Gerst-Str. 7

07407 Keilhau.